PARALLÈLE

DE

L'OOPHORECTOMIE

ET DE

L'HYSTÉRECTOMIE ABDOMINALE

PAR

ÉLIAS N. ESTRADA

Docteur en médecine de la Faculté de Paris,
Interne provisoire des hôpitaux de Paris,
Médaille de bronze de l'Assistance publique,
Membre correspondant de la Société anatomique.

PARIS

IMPRIMERIE DE LA FACULTÉ DE MÉDECINE

A. DAVY, Successeur de A. Parent

52, RUE MADAME, ET RUE CORNEILLE, 3

1888

PARALLÈLE

DE

L'OOPHORECTOMIE

ET DE

L'HYSTÉRECTOMIE ABDOMINALE

PAR

ÉLIAS N. ESTRADA

Docteur en médecine de la Faculté de Paris,
Interne provisoire des hôpitaux de Paris,
Médaille de bronze de l'Assistance publique,
Membre correspondant de la Société anatomique.

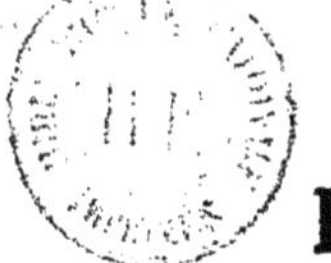

PARIS

IMPRIMERIE DE LA FACULTÉ DE MÉDECINE

A. DAVY, SUCCESSEUR DE A. PARENT

52, RUE MADAME, ET RUE CORNEILLE. 3

1888

A LA MEMORIA DE MIS PADRES

A MI QUERIDO HERMANO MANUEL

Testimonio de gratitud.

A MI FAMILIA

M. J.-L. CHAMPIONNIERE

Chirurgien de l'hôpital Saint-Louis,
Chevalier de la Légion d'honneur,
Hôpital Tenon 1881.

M. GINGEOT

Médecin des hôpitaux,
Hôpital Laënnec 1882.

M. LANCEREAUX

Professeur agrégé à la Faculté de médecine,
Médecin de l'hôpital de la Pitié,
Membre de l'Académie de médecine,
Chevalier de la Légion d'honneur,
Hôpital de la Pitié 1883.

M. LE PROFESSEUR FOURNIER

Membre de l'Académie de médecine,
Médecin de l'hôpital Saint-Louis,
Officier de la Légion d'honneur,
Hôpital Saint-Louis 1884.

M. LANDOUZY

Professeur agrégé à la Faculté de médecine,
Médecin de l'hôpital Tenon,
Chevalier de la Légion d'honneur,
Hôpital Tenon 1885.

M. LE PROFESSEUR CHARCOT

Membre de l'Institut,
Médecin de la Salpêtrière,
Officier de la Légion d'honneur.
Salpêtrière 1886.

M. LE PROFESSEUR PANAS

Membre de l'Académie de médecine,
Chirurgien de l'Hôtel-Dieu,
Chevalier de la Légion d'honneur,
Hôtel-Dieu 1886.

M. TILLAUX
Professeur agrégé à la Faculté de médecine,
Chirurgien de l'Hôtel-Dieu.
Membre de l'Académie de médecine,
Chevalier de la Légion d'honneur,
Hôtel-Dieu 1887.

M. LE DENTU
Professeur agrégé à la Faculté de médecine,
Chirurgien de l'hôpital Saint-Louis,
Membre de l'Académie de médecine,
Chevalier de la Légion d'honneur,
Hôpital Saint-Louis 1888.

M. RECLUS
Professeur agrégé à la Faculté de Médecine,
Chirurgien de Bicêtre,
Bicêtre 1888.

DES FIBROMYOMES UTERINS

PARALLÈLE

DE

L'OOPHORECTOMIE

ET DE

L'HYSTÉRECTOMIE ABDOMINALE

INTRODUCTION.

Notre but est de comparer la castration ou l'ablation des annexes de l'utérus avec l'hystérectomie abdominale dans les cas de fibro-myômes.

De parti pris, nous omettrons l'étude de la grossesse compliquée de corps fibreux ; de plus, nous laisserons de côté les opérations qui peuvent se pratiquer par le vagin, soit l'extirpation d'un polype bien pédiculé, l'énucléation d'un corps fibreux sous-muqueux ou l'hystérectomie vaginale. C'est faute de temps que nous sommes obligé de nous restreindre.

D'ailleurs la polypotomie et l'énucléation des tumeurs sous-muqueuses par la voie vaginale s'adressent à des cas bien nets, où on peut espérer débarrasser la malade sans intéresser la séreuse péritonéale.

Quant à l'hystérectomie vaginale, elle est limitée aux tumeurs de volume médiocre ou moyen ; car dès que le néoplasme atteint certaines dimensions, elle devient très dangereuse, et bien souvent très difficile malgré le procédé du morcellement.

Nous considérerons donc, uniquement, les cas de fibromes sous-péritonéaux ou interstitiels assez gros pour ne permettre une intervention chirurgicale que par la voie abdominale.

. Après un historique se rapportant surtout à ces dernières années, et par suite très bref, nous énumérerons rapidement les grands symptômes qui peuvent obliger à une action opératoire, et les conditions anatomiques qui sont capables de la faire varier.

Puis nous montrerons les avantages que l'on peut attendre des méthodes de traitement appliquées aux corps fibreux.

Viendront ensuite des exposés statistiques dont le but sera de mettre en lumière la valeur et le pronostic de chaque opération.

Enfin, nous ferons un examen critique des indications relatives soit à la castration, soit à l'hystérectomie, et nous rechercherons si dans tel ou tel cas l'une de ces opérations n'est pas plus opportune que l'autre.

Avant d'entrer dans la description de notre sujet nous tenons à remercier nos maîtres dans les hôpitaux.

Nous remercions très particulièrement notre excellent maître, M. Tillaux, de son enseignement pendant l'année que nous avons passée dans son service et des conseils qu'il a bien voulu nous donner dans le cours de notre travail.

Nous sommes fort reconnaissant à M. Championnière des opinions qu'il a voulu nous donner et des observations qu'il a eu l'obligeance de nous communiquer.

Que notre maître, M. Le Dentu, reçoive l'expression de notre gratitude pour la bienveillance qu'il nous a témoignée pendant notre internat dans son service.

Nous remercions encore notre ami, M. le Dr Demelin, des indications qu'il nous a données et qui ont facilité notre tâche.

M. le professeur Lannelongue a bien voulu nous faire l'honneur de présider notre thèse. Qu'il nous soit permis de lui en exprimer notre respectueuse gratitude.

APERÇU HISTORIQUE.

Loin de nous l'intention de faire complètement l'historique de l'hystérectomie et de la castration. Les articles classiques de M. le professeur Duplay, de M. Schwartz d'une part, la thèse de M. Tissier d'autre part, nous permettent d'écourter ce chapitre. Nous noterons seulement quelques publications importantes parues dans ces dernières années et qui nous ont été d'une grande utilité. Quant aux observations isolées que nous avons rencontrées dans les différents recueils périodiques, nous en donnons l'indication exacte dans notre index bibliographique.

Nous citerons pour l'hystérectomie les travaux de MM. Péan et Urdy, de M. Schwartz, de M. Terrillon, de Bigelow, de Hegar et Kaltenbach, d'Hofmeier, etc.

A propos de la castration, nous tenons à mentionner les importantes monographies de M. le professeur Duplay, de MM. Terrillon, Segond, etc.

Enfin il nous reste à citer la remarquable discussion soulevée tout récemment à la Société de chirurgie sur le sujet que nous entreprenons, et à laquelle ont pris part le plus grand nombre de nos maîtres dans la chirurgie abdominale : MM. Terrier, Terrillon, L. Championnière, Tillaux, Polaillon, Bouilly, etc.

COUP D'ŒIL RAPIDE SUR LA SYMPTOMATOLOGIE ET L'ANATOMIE
PATHOLOGIQUE DES FIBRO-MYOMES.

Les tumeurs utérines déterminent souvent l'apparition de phénomènes plus ou moins graves. Ce sont d'abord des hémorrhagies, se montrant soit au moment des règles, soit dans leur intervalle ; qu'il y ait ménorrhagie ou métrorrhagie, la perte de sang se répète et peut produire un état sérieux de faiblesse et d'anémie.

Des douleurs sont causées par les fibro-myômes ; elles ont le caractère névralgique, avec irradiations, ou bien elles sont dues à des congestions plus ou moins marquées dans tout le petit bassin, ou encore à des complications inflammatoires ; parfois elles succèdent à la distension considérable des parois abdominales par la tumeur elle-même, ou par l'épanchement ascitique qu'elle occasionne quelquefois.

Le fibro-myôme gêne encore par sa masse et par son volume au point de vue du fonctionnement des réservoirs naturels ; constipation, ténesme rectal, dysurie, ténesme vésical sont rarement notés. La compression exercée par la tumeur développe ou augmente les troubles gastro-intestinaux, produit quelquefois de la gêne respiratoire, des palpitations, de l'albuminurie, de l'occlusion intestinale, etc.

Enfin, chez certaines femmes, des complications surviennent. Il y a des poussées successives de péritonite

avec toutes leurs conséquences au point de vue clinique;
il y a encore des transformations subies par le fibrome
lui-même : inflammation, suppuration, gangrène, d'où
des accidents infectieux locaux ou généraux, présentant
un caractère de gravité plus ou moins sérieux.

Tels sont, sommairement énumérés, les principaux
accidents qui sont sous la dépendance des fibro-myômes
et qui nous intéresseront plus tard à propos de l'intervention chirurgicale.

Dans ce qui a trait à l'anatomie pathologique, nous
relaterons surtout certains points qui nous serviront
aussi lorsque nous discuterons l'opportunité de telle ou
telle méthode opératoire.

Les tumeurs dont nous nous occupons sont celles qui
ont un volume assez gros pour ne pas pouvoir passer à
travers un bassin de dimensions normales. Elles sont
donc toutes abdominales ; parfois elles font en même
temps saillie dans le petit bassin.

Le nombre des fibromes est variable ; ils sont excep-
tionnellement uniques, le plus souvent multiples.

Leur mode d'attache à l'utérus doit nous arrêter un
peu ; ils sont pédiculés ou sessiles. S'ils sont pédiculés,
ils sont souvent piriformes, polypiformes, leur pédicule
est plus ou moins étroit, quelquefois assez mince pour
être réduit en apparence à un simple méso contenant les vaisseaux nourriciers du néoplasme. Celui-ci
est alors plus ou moins mobile dans la cavité abdominale surtout s'il s'attache sur le fond de l'utérus.

Les fibromes sessiles sont sphériques ; ils font une

saillie considérable sous le péritoine, et en même temps du côté de la muqueuse.

Sur un même utérus existent souvent à la fois des fibromes sessiles et pédiculés, de gros et de petit volume.

Eu égard à leurs rapports avec la paroi de l'utérus, les tumeurs qui nous occupent sont interstitielles ou sous-péritonéales. Nous laissons de parti pris les myômes sous-muqueux qui ont de la tendance à devenir des polypes et qui sont accessibles par le vagin. Les fibromes interstitiels se développent dans l'épaisseur de la paroi utérine ; ils sont entourés partout par une couche de tissu utérin normal ; mais quand ils ont acquis un certain volume, cette couche de tissu utérin devient extrêmement mince, de sorte que le fibrome est presque immédiatement recouvert par le péritoine ou par la muqueuse utérine, s'il fait une saillie plus prononcée vers la séreuse ou vers la muqueuse. La coque qui entoure le fibrome interstitiel permet qu'on l'extirpe par énucléation. Mais cette énucléation est parfois impossible sans ouvrir la cavité utérine ; c'est précisément lorsque la couche de tissu utérin qui entoure la tumeur a acquis la minceur dont nous venons de parler.

La consistance des fibromes est tantôt dure, comme calcaire, tantôt élastique, tantôt pseudo-fluctuante. Dans ce dernier cas, la masse paraît infiltrée de liquide séreux, comme œdémateuse. La fluctuation existe réellement chez les fibro-myômes à géodes, ou cavités kystiques plus ou moins vastes. On conçoit les erreurs de diagnostic auxquelles exposent ces dispositions.

Les tumeurs peuvent se développer, soit au niveau du corps de l'utérus, soit au niveau de la portion sus-vaginale du col ; dans ce dernier cas, si la tumeur augmente de volume et reste sessile, elle repousse en haut l'utérus, et affecte des rapports plus ou moins intimes avec les organes pelviens ; parfois elle tend à s'enclaver dans le petit bassin, et cette disposition peut résulter du seul volume de la masse, ou en même temps des complications inflammatoires qu'elle occasionne.

L'utérus conserve quelquefois sa forme et ses dimensions normales ; c'est lorsqu'il donne insertion par exemple à un fibrome sous-péritonéal, pédiculé sur son fond.

Bien plus souvent, l'utérus est déformé et augmenté de volume, comme farci par une grappe de tumeurs d'inégales dimensions.

La cavité utérine suit les mêmes vicissitudes. Souvent elle est agrandie, et en même temps aplatie, déformée, l'hystérométrie donne les chiffres de 40, 15, 25 centimètres.

Les organes voisins sont souvent altérés. Beaucoup d'auteurs affirment que dans la majorité des cas de gros fibromes les ovaires sont malades ; ou bien ils sont aplatis, étalés : ou bien ils sont le siège de kystes ordinairement petits.

Les trompes sont normales ou lésées, atteintes d'hydro, d'hémato, de pyosalpingite simple ou double.

Les ligaments larges sont modifiés dans leur forme ; mais ce qui importe le plus au point de vue opératoire, c'est le volume parfois énorme qu'acquièrent les vaisseaux qui les parcourent.

Bien fréquemment le petit bassin est le siège d'une pelvi-péritonite plus ou moins accusée, il y a des adhérences qui immobilisent le col ou la partie inférieure de l'utérus, ou bien le fibrome est accolé à la vessie, au rectum, aux intestins, et on ne peut l'en séparer. Treub (de Leyde) signale une disposition particulière. Dans un cas observé par lui, un fibrome adhérent à l'intestin recevait de cet organe ses vaisseaux nourriciers beaucoup plus que de l'utérus (1).

Nous mettrons à profit toutes ces connaissances anatomiques au moment où nous serons obligé de choisir entre les divers procédés opératoires.

(1) Treub (H.) de Leyde. Nederlandsch. Tydsch. u. Geneesk. Part. 1885.

TRAITEMENT DES GROS FIBROMES DE L'UTÉRUS.

Nous avons dit que nous nous occupions seulement des fibromes qui ne peuvent pas traverser un bassin normal.

Il est utile de distinguer des variétés parmi cette classe spéciale de tumeurs que nous avons en vue.

Les unes sont de moyenne dimension, elles ont par exemple de 12 à 15 centimètres de diamètre.

Les autres sont énormes, monstrueuses, elles remplissent presque tout l'abdomen.

Enfin, il existe une catégorie intermédiaire entre les deux précédentes.

D'où une nomenclature que nous adoptons pour plus de commodité : fibromes moyens, gros fibromes, fibromes énormes.

Il arrive parfois que ces tumeurs ne déterminent que peu de symptômes ; elles gênent seulement par leur masse, constituant plus une infirmité qu'une maladie. Un traitement hygiénique simple s'applique à ces sortes de cas.

D'autres fois existent des accidents légers, hémorrhagies, douleurs, etc. ; on doit instituer un traitement médical qui pourra réussir.

Enfin si les accidents deviennent graves, dangereux, après avoir vainement essayé du traitement médical on sera forcé de recourir aux moyens chirurgicaux.

TRAITEMENT MÉDICAL.

Dans ce chapitre, sans rien discuter, nous exposerons la pratique de quelques-uns de nos maîtres.

M. Terrillon (1) déconseille toute opération lorsqu'un corps fibreux même énorme ne produit pas d'accidents sérieux, pas d'hémorrhagies, pas d'altération de la santé, pas de phénomènes de compression.

Certaines femmes se plaignent seulement de douleurs, de gêne, d'hémorrhagies plus ou moins abondantes au moment des règles, revenant par périodes et les affaiblissant; mais, lorsqu'il n'existe aucun symptôme véritablement inquiétant, M. Terrillon donne le conseil d'attendre et de suivre un traitement médical approprié.

Beaucoup de malades de ce genre, dit M. Terrillon, « avaient cependant des fibromes mobiles assez pédiculisables, et entièrement favorables à des opérations (hystérectomie ou au moins ablation des ovaires) qui auraient donné de beaux succès. Mais je ne jugeai pas, à ce moment au moins, une intervention nécessaire : la vie était supportable et peu gênée.

« La plupart de mes malades étant des femmes de la bourgeoisie purent prendre des soins particuliers qui ont donné chez quelques-unes des résultats parfaits.

(1) Terrillon. Ann. de Gynéc., mai 1888.

Estrada.

« Le médicament principal fut l'ergotine Yvon ou l'ergotine de Tanret, en injections sous-cutanées. Cette médication a donné quelquefois de bons résultats, mais souvent elle a été nulle, et quelquefois les pertes ont été augmentées par son emploi, qui a dû être suspendu dans certains cas.

« J'ai remarqué que tous les cas dans lesquels le résultat a été nul ou défectueux sont ceux dans lesquels la cavité utérine était augmentée d'étendue, et par conséquent la surface d'hémorrhagie amplifiée considérablement.

« Les injections d'eau chaude, pendant les pertes abondantes et rapides, et quelquefois même le tamponnement antiseptique ont arrêté des hémorrhagies abondantes et foudroyantes.

« Un médicament spécial m'a semblé très utile surtout dans les hémorrhagies menstruelles exagérées, accompagnées de douleurs et d'épreintes, c'est le cannabis indica sous forme de teinture, à dose de 10 à 20 gouttes par jour.

« Cette substance agit rapidement et sûrement. Si elle provoque quelques vertiges, il suffit de modérer ou diminuer son emploi.

« Enfin et surtout les bains d'eau salée, à domicile ou dans les stations d'eaux spéciales, m'ont semblé très utiles principalement dans les cas d'anémie profonde, avec décoloration de la peau et perte d'appétit. Sous cette influence, la nutrition reparaît, l'appétit revient et bientôt les pertes utérines diminuent d'une façon sensible.

« Le bénéfice ne se fait sentir que lentement, mais il a été réel et durable dans plusieurs cas. »

M. L. Championnière (1) insiste sur l'influence considérable que peut exercer la menstruation soit sur l'augmentation des fibromes, soit sur leur régression.

Si on laisse marcher pendant la période menstruelle une femme atteinte de ménorrhagies fibromateuses, on verra les règles augmenter avec les douleurs à la période suivante. Si on condamne au lit ces femmes pendant le moment de leurs règles, celles-ci diminueront de quantité à la période menstruelle suivante, et les douleurs de la période intermenstruelle seront moins prononcées. La femme devra conserver longtemps cette habitude de passer au lit l'époque de ses règles. Si elle n'obéit pas à cette prescription, si après l'avoir suivie quelque temps elle vient à s'y soustraire, elle verra sa tumeur augmenter de nouveau de dimensions après avoir diminué d'abord sous l'influence du repos.

Pendant la grossesse exiger le plus de repos possible. Après l'accouchement, faire rester les femmes au lit pendant huit ou dix semaines. Empêcher l'allaitement car les nourrices sont sujettes à des congestions utérines.

Parmi les médicaments, M. Championnière trouve l'ergot peu satisfaisant ; il a peu d'action sur la diminution du polype. L'ergotine ne donne pas toujours les contractions que produit le seigle en nature. On peut la

(1) Leçon clinique faite à l'hôpital St-Louis, le mardi 26 juin 1888.

prescrire avec avantage en injections hypodermiques contre les hémorrhagies. Rejeter avec énergie les injections interstitielles d'ergotine dans les tumeurs elles-mêmes.

La sabine fait diminuer les corps fibreux. M. le professeur Tarnier la donne à la dose de 1 gramme tous les jours. M. L. Championnière préfère prescrire 0, 50 centigrammes par jour pendant l'intervalle des règles, mais il prolonge longtemps l'emploi de cet agent. Il faut ordonner la sabine pendant deux mois, l'interrompre pendant un mois, puis reprendre. Sous l'influence de cet agent, les pertes, les douleurs, le volume de la tumeur diminuent ainsi que la constipation et les œdèmes. Il faut pourtant prendre quelques précautions, tâter le terrain, et ne commencer qu'à la dose de 25 centigr., si la sabine produit des coliques.

On peut associer la sabine à la rue dans les cas légers. Beau prescrivait par jour une pilule de 0,05 centigr. de sabine avec 0,03 centigr. de rue et un peu de rhubarbe contre les métrorrhagies légères.

Un point capital pour M. Championnière, c'est d'éviter toutes les causes d'excitation, restreindre le coït, exiger le repos au lit pendant les règles, et surtout supprimer les injections. Si la femme a des pertes blanches, ordonner deux bains sulfureux par semaine, avec lavages du vagin avec l'eau du bain.

Le traitement thermal est très efficace, surtout à Salies de Béarn, à Salins, à Kreuznach ; mais il faut empêcher que la malade ne soit trop souvent passée au spéculum, cautérisée, etc., pendant son séjour à la station thermale ; il faut que ce séjour dure six semaines et non pas vingt jours ; il faut enfin veiller à ce que la malade par un excès de zèle ne prenne une trop forte dose d'eaux mères dans sa baignoire. Si ces prescriptions ne sont pas exécutées, les pertes, les douleurs augmenteront au lieu de diminuer.

Tel est le traitement médical qui souvent sera capable d'éviter aux patientes une grave opération chirurgicale. Aussi devra-t-on essayer et prolonger ce traitement médical, et n'opérer que la main forcée. Mais si les femmes riches ou maîtresses de leur temps peuvent s'astreindre à cette série de précautions, il n'en est pas de même pour la femme que sa condition sociale oblige à travailler sans les interruptions périodiques nécessitées par le traitement hygiénique. Aussi chez de telles femmes le traitement chirurgical s'impose-t-il souvent, surtout si elles sont éloignées de leur ménopause spontanée et naturelle. A plus forte raison, s'il est nécessaire de parer à des accidents sérieux, que le traitement médical a été impuissant à faire disparaître.

TRAITEMENT CHIRURGICAL.

Nous n'envisageons que les fibromes ayant au moins 12 centimètres de diamètre, c'est-à-dire les tumeurs abdominales qui ne peuvent être atteintes que par la laparotomie.

Les opérations que l'on peut faire en pareil cas sont curatives ou palliatives ; elles s'adressent directement à la tumeur en l'extirpant, ou elles agissent médiate-

ment sur elle en intéressant sa nutrition. Il est à re-
marquer que les interventions chirurgicales qui n'at-
taquent pas directement le fibrome peuvent souvent être
non seulement palliatives mais même curatives.

La myomotomie, myotomie, myomectomie, est un
terme général qui se rapporte à l'ablation des fibro-
myômes, sans qu'on fasse mention de ce que devient
l'utérus. Il nous paraît préférable d'adopter la nomenclature proposée par M. le Dr Schwartz (1).

Nous dirons, donc, que la myomectomie est une opération qui consiste à enlever une tumeur fibreuse pédiculée ou facilement énucléable, sans ouverture de la
cavité utérine.

Au contraire, l'hystérectomie consiste à faire l'amputation partielle de l'utérus, soit au niveau du corps, soit
plus souvent immédiatement au-dessus des insertions
vaginales; c'est cette opération qu'on nomme encore
fort justement l'amputation supra-vaginale.

Ainsi, par myomectomie, nous entendrons toujours
l'extirpation des myômes sans ouverture de la cavité
utérine; par hystérectomie, l'ablation des tumeurs néces-
sitant l'ouverture de cette cavité. Nous insistons beaucoup sur cette particularité qui fait immédiatement varier le pronostic.

La myomectomie simple est une opération le plus
souvent bénigne, ainsi que le montre en particulier la
statistique d'Hofmeier. (2) Sur 21 cas rassemblés par cet

(1) Revue de chirurgie 1883 et Dict. de Jacc. Art. Utérus.
(2) Hofmeier. La myomotomie Stuttgard. Ferd. Enke 1880.

auteur, il y eut seulement 2 morts, soit une mortalité
de 9,52 pour cent. L'énucléation permet souvent de
faire une sorte de sac limité par des sutures appliquées
à la paroi abdominale d'une part, et d'autre part au
pourtour de la loge où s'attachait la tumeur. On draine
ce sac, et on a ainsi un diverticule extra-péritonéal
qui peu à peu se comble. Cette myomectomie est une
bonne opération si la tumeur n'est pas grosse (L. Championnière) (1).

Nous citerons deux cas de myomotomie simple.

OBSERVATION I
Soc. obst. de Dresde, 7 janvier 1886 (Léopold).
Centralb., p. 9, 1886.

Rétroversion prononcée de l'utérus surmonté par une
grosse tumeur presque immobile et se prolongeant dans
une grande étendue à gauche. Diagnostic : tumeur solide
de l'ovaire. Laparotomie. La tumeur naît en grande
partie de la corne gauche de la matrice. Gros vaisseaux
étendus de la tumeur aux ligaments droits. Cautérisation et réduction du moignon. Abcès des parois abdominales, pas d'autre réaction. La tumeur calcifiée a la
grosseur d'une tête d'adulte, Guérison. (Myotomie sans
ouverture de la cavité utérine.)

OBSERVATION II (Treub (H) de Leyde).

Myomotomie. — Guérison. — Tumeur pédiculée.
(Nederlandsch. Tijdsch. en Geneesk. Part. 1885.)
Femme de 61 ans. Depuis plus de vingt ans, tumeur

(1) Leçon clinique faite à St-Louis, le 26 juin 1888.

à développement lent, ayant beaucoup grossi ces temps-ci. Ténesme vésical, œdème douloureux de la jambe gauche.

Tumeur sous-séreuse fixée à l'utérus par un mince pédicule. Adhérences à l'intestin. Les artères intestinales semblent nourrir la tumeur. Pas d'hystérectomie, suture complète. Guérison.

Pour ce qui est du pédicule, ou il est mince dans le cas de polype sous péritonéal, et alors on le rentre dans la cavité abdominale, ou bien on a affaire à une tumeur sessille qu'on a énuclée sans ouvrir, bien entendu, la cavité utérine : dans ce cas, si la poche est peu profonde, petite, après avoir arrêté les hémorrhagies, on peut suturer le péritoine et rentrer le tout ; ou si la cavité est assez considérable, on suture le péritoine à la paroi et on draine la cavité ainsi obtenue.

Nous ne nous arrêterons pas, de parti pris, sur cette opération, désireux d'arriver le plus tôt possible à l'hystérectomie proprement dite.

Nous n'entrerons pas dans le détail du manuel opératoire, nous dirons seulement que le pronostic de l'opération dépend presque de la façon dont on pourra faire le pédicule. Si le col et les régions inférieures de l'utérus sont peu augmentés de volume, libres d'adhérences, mobiles au milieu des parties voisines, l'opération se fera dans de bonnes conditions. Le pronostic deviendra immédiatement plus grave si le pédicule est volumineux, épais, s'il doit être fort court et cause ainsi des tiraillements souvent très prononcés après sa suture à la paroi abdominale.

Nous ne dirons que quelques mots sur les méthodes extra et intra-péritonéales. La première, procédé de Péan, Hegar, etc., semble être actuellement moins grave que l'autre. En effet, Hofmeier (1) donne des chiffres fort intéressants à ce point de vue. D'après cet auteur, sur 8 cas d'amputation supra vaginale, Hegar n'eut qu'un décès ; sur 7 cas, Kaltenbach n'eut aussi qu'un décès, soit 12,5 et 14.3 0|0 de mortalité. Au contraire le traitement intra-péritonéal du pédicule, procédé de Schrœder, a donné à Hofmeier 18 décès sur 58 amputations supra-vaginales, soit 31 0|0 de mortalité. Hofmeier préfère cependant la méthode de Schrœder.

En somme, la cure radicale des tumeurs fibreuses semble devoir être faite par l'extirpation directe des néoplasmes, et particulièrement par l'hystérectomie.

Examinons maintenant les actions chirurgicales qui retentissent sur les fibro-myômes non directement mais médiatement en agissant sur les organes voisins.

La ménopause naturelle amenant souvent une rémission notable dans les accidents provoqués par les tumeurs fibreuses, on a pensé déterminer artificiellement cette ménopause en enlevant les ovaires. Telle est la castration, opération proposée par Hegar et Trenholme pour combattre les hémorrhagies, par Battey pour lutter contre les accidents nerveux, modifiée par Lawson Tait qui enlève en même temps les oviductes. On sait que pour cet auteur la trompe est l'organe de la menstruation.

(1) Loc. citat.

La castration, oophorectomie, salpingo-oophorectomie, ablation des annexes, paraît, donc, au premier abord n'être qu'une opération palliative s'adressant aux douleurs et aux pertes sanguines. Mais on a remarqué que bien souvent, elle amenait la diminution du volume de la tumeur, quelquefois très sensiblement, parfois même la disparition complète. Et voilà que cette opération simplement palliative en apparence, devient véritablement curative et prend place à côté de l'hystérectomie.

La castration doit être bilatérale, lorsque les ovaires sont tous les deux accessibles, libres d'adhérences. Sans quoi les accidents persistent. Il arrive pourtant que la castration unilatérale produit d'excellents résultats, c'est lorsque l'ovaire qu'on a pas pu atteindre, enfoui au milieu d'adhérences solides, est tellement altéré, sclérosé, qu'il est réellement supprimé au point de vue fonctionnel (L. Championnière) (1).

Ainsi chercher à faire la castration double; si un seul ovaire peut être enlevé, l'extirper, quitte à laisser l'autre qui peut être annulé par des transformations fibreuses. Il existe des cas très curieux où la laparotomie une fois faite on reconnut impossible de faire l'hystérectomie aussi bien que la castration même unilatérale. Les adhérences multiples étaient la cause de ces difficultés. On fut obligé de refermer le ventre sans avoir fait autre chose que de rompre quelques adhérences, et cependant la malade éprouva une sensible amélioration à la suite de cette intervention incomplète. Tels sont les faits relatés dans les observations suivantes :

(1) Leçon clinique faite à St-Louis, le 26 juin 1888.

Observation III (Mayo Robson).

British med. J. 12 et 19 juin 1886.

Fibromes utérins. — Tentative de castration. —
Opération incomplète.

Le développement excessif des plexus veineux sur la
tumeur et les adhérences de celle-ci n'ayant pas permis
d'atteindre les ovaires. Fait curieux, l'opérée, revue récemment, dit n'avoir jamais été réglée depuis l'opération ; elle se trouve très bien et la tumeur aurait dis -
paru.

Observation IV (J. Bœckel).

Myôme. — Laparotomie. — Blessure de la vessie. —
Guérison. (Gaz. méd. de Strasbourg, nov. 1885.)

Fille de 45 ans. Fibrome interstitiel développé probablement dans la partie postérieure de l'utérus. En 1874,
péritonite et plusieurs hémorrhagies très abondantes,
d'où amaigrissement et anémie extrêmes. Le 27 octobre
1884, on tente l'extirpation des ovaires. L'incision abdominale faite, la tumeur fibreuse est fixée de toutes parts
au péritoine pariétal par des adhérences très serrées,
aussi pour la dégager est-on obligé de fendre des en-
veloppes très épaisses, et en prolongeant par en bas
l'une de ces incisions, la vessie, ouverte sur une étendue
de 4 centimètres, laisse échapper un flot d'urine ; on y
applique immédiatement une série de 9 points de suture
entrecoupée, en ayant soin de renverser les bords de la
plaie, de manière à adosser les surfaces péritonéales.

Quelques nouvelles tentatives sont faites pour dégager la tumeur et faire saillir les annexes de l'utérus, mais c'est en vain; l'opération reste inachevée et la paroi abdominale est réunie par une suture entrecoupée. Pansement à la gaze iodoformée. Sauf un catarrhe vésical de quelques jours aucun accident. Un an après on constate que la tumeur est moins volumineuse, que les hémorrhagies n'ont pas reparu, et que la santé s'est rétablie au point de permettre à la malade de reprendre ses occupations antérieures.

OBSERVATION V.

Kyste de l'ovaire gauche. — Ablation. — Corps fibreux de l'utérus. — Guérison.

Service de M. Championnière, interne M. Conzette.) In thèse de M. Noël Martin. Paris 1888. (Obs. résumée.)

B... (Aurore), 36 ans, entrée le 14 janvier 1888. Réglée à 14 ans. Deux grossesses.

Depuis huit ans elle a toujours souffert dans le ventre et les reins. Depuis sept mois exaspération de la douleur.

Le palper abdominal est douloureux, surtout dans le flanc gauche. On sent profondément au-dessus du pubis une tumeur située dans le petit bassin. L'épaisseur des parois abdominales empêche de délimiter cette tumeur et d'apprécier sa consistance.

Le col est en avant et présente une petite induration cicatricielle. Dans le cul-de-sac postérieur on sent une grosse tumeur, lisse, dure, que l'on refoule avec le doigt;

on évalue son volume à celui d'une grosse orange. L'utérus est mobile, un peu augmenté.

La tumeur fait saillie dans le rectum. Opération le 13. On retire du petit bassin une tumeur molle, bleuâtre, appartenant à l'ovaire.

L'ovaire droit est adhérent aux organes voisins. L'utérus est adhérent à la paroi abdominale et présente une tumeur fibreuse en arrière. On cherche à libérer l'utérus en sectionnant les adhérences.

Elle est entièrement guérie le 31 mars.

Enfin « il est un dernier mode d'intervention dont la valeur n'est pas encore bien définie, mais qui semble néanmoins très rationnel. Il consiste à remplacer l'ablation des tumeurs et des annexes par l'application d'un certain nombre de ligatures perdues sur les vaisseaux utéro-ovariques. Plusieurs auteurs tels que Hegar, Hofmeier, Antal et Schrœder, estiment qu'il peut en résulter une série de troubles nutritifs capables d'exercer sur les tumeurs utérines des effets analogues à ceux de la castration proprement dite. On sait enfin que cette pratique des ligatures atrophiantes est très vivement recommandée par Terrier. Il y a donc lieu de fonder, en la méthode, les espérances les plus légitimes et de la considérer comme un expédient opératoire qui nous permettra, peut-être, de diminuer beaucoup le nombre des laparatomies simplement exploratrices, et d'assurer à nombre de femmes pour lesquelles nous ne pouvions rien jusqu'ici des garanties de soulagement ou même de guérison. » (Segond) (1).

(1) Ann. de gynéc., juin 1888.

. On peut aussi combiner deux procédés opératoires, par exemple la castration et la myomectomie; c'est ce qu'on fait lorsque, après avoir extirpé un fibrome pédiculé on trouve que l'utérus contient encore une série de petites tumeurs sessiles ou interstitielles. Très fréquemment enfin l'ablation des annexes est faite en même temps que l'hystérectomie.

OBSERVATION VI (Inédite).

Corps fibreux pédiculé de l'utérus. — Petits corps fibreux interstitiels. — Ablation du corps fibreux et des ovaires. — Guérison. (Service de M. Championnière.)

L... (Marie), 35 ans. Entrée le 28 avril 1888. Réglée à 14 ans, toujours régulièrement. Règles peu abondantes et douloureuses. Elle n'a jamais été enceinte.

Début de la maladie au mois d'octobre 1886. Maux de reins. Augmentation de volume du ventre. Il y a eu quelques métrorrhagies au début pendant les deux premiers mois, après les règles ont été régulières. Les douleurs ont augmenté depuis deux mois; elles consistent en des élancements qui disparaissent par le repos.

État actuel. — État général bon.

L'abdomen est rebondi, peu volumineux.

Au palper, tumeur volumineuse remontant jusqu'à l'ombilic, s'étendant à droite et à gauche dans les fosses iliaques, surtout à gauche. Tumeur dure, lisse, non fluctuante, non adhérente à la peau. Elle envoie des prolongements irréguliers à droite et à gauche. En haut elle se termine brusquement; en bas elle s'enfonce derrière le pubis. On la déplace facilement latéralement.

Le col est petit, conique, en situation normale. L'utérus peu volumineux est dirigé obliquement en bas et en arrière, sans antéversion ni antéflexion. Il est mobile.

Culs-de sac libres.

La tumeur est très mobile de haut en bas.

Les mouvements de la tumeur ne se transmettent pas nettement à l'utérus.

Opération le 7 mai.

La tumeur s'implante par une base étroite à la partie antérieure de l'utérus. M. Championnière l'excise et place trois fils de soie croisés. Il fait l'ablation des ovaires et des trompes.

Poids de la tumeur : 1 kil. 332 gr.

La malade n'a présenté rien d'anormal excepté deux petites crises de suffocation et quelques douleurs. Elle se lève le 1ᵉʳ juin.

Observation VII (Inédite. L. Championnière).

Fibrome utérin. — Extirpation. — Mort par choc.

V... (Maria). 37 ans, entrée le 23 mai 1888 à l'Isolement, n° 16, service de M. Championnière, hôpital Saint-Louis.

Réglée à 14 ans, elle n'a jamais eu d'enfant.

Début de la maladie il y a environ trois ans. Douleurs très vives, exaspérées par la fatigue et les règles, au niveau du bas-ventre, des reins, de la partie supérieure des cuisses. Depuis un an et demi la menstruation est très irrégulière : les règles disparaissent quelquefois pendant huit mois.

Etat actuel. — Ventre volumineux, régulièrement développé.

Tumeur arrondie, lisse, peu mobile, dépassant en haut l'ombilic de trois travers de doigt, empiétant un peu plus à droite qu'à gauche ; se prolongeant en bas dans l'excavation du bassin.

La tumeur est dure ; elle subit un léger déplacement transversal, mais elle est immobile de haut en bas. La peau glisse librement sur elle.

Le vagin est rempli par une tumeur grosse comme une tête d'adulte, dure, lisse, arrondie. Les culs-de-sac vaginaux sont augmentés de profondeur. Le cul-de-sac postérieur, en particulier, ne peut être atteint avec le doigt.

Les mouvements de la tumeur abdominale se transmettent à la tumeur vaginale.

Opération le 28 mai 1888.

M. Championnière cherche à faire l'ablation des ovaires ; il cherche et trouve l'ovaire gauche qu'il enlève ; l'ovaire droit est introuvable. Alors il fait la décortication de la tumeur qui présente des adhérences nombreuses avec son enveloppe. Le fibrome contient un kyste rempli de caillots sanguins. La décortication est très longue et pénible.

La poche est lavée avec de l'eau phéniquée au 20e et les lèvres de la plaie sont suturées aux lèvres de la plaie abdominale.

L'opération a duré 2 h. 1/4.

La malade est morte le même jour, à 3 h. 10. A l'autopsie on ne trouve rien qui puisse expliquer la mort.

En résumé la laparotomie permet d'agir sur les fibromes.

Directement par la myomectomie,
      — par l'hystérectomie,
Indirectement en modifiant les conditions de leur nutrition,
      — par la castration ou l'ablation des annexes,
      — par la rupture de certaines adhérences,
      — par les ligatures atrophiantes.

Ces différentes opérations ont toutes leurs indications appropriées. La myomectomie s'adresse aux tumeurs facilement énucléables et surtout aux fibromes pédiculés; nous n'y insisterons pas.

Les ruptures d'adhérences, les ligatures atrophiantes sont des pis aller qui permettent au chirurgien de faire un peu plus qu'une simple laparotomie exploratrice.

Restent l'hystérectomie et la castration ou l'ablation des annexes. Hystérectomie et castration ont parfois des indications précises : dans tel cas, par exemple, il n'y a pas autre chose à fa   que l'ablation de l'utérus. Mais souvent toutes deux sont possibles, présentent les mêmes facilités d'exécution en raison de l'état des parties, et le chirurgien peut hésiter et rester indécis entre les deux méthodes.

Nous allons les comparer au point de vue de leur mortalité, puis nous rechercherons quels sont les résultats fonctionnels de la castration.

Mais auparavant, nous tenons à citer un nombre d'observations récentes d'hystérectomie et de castration.

Estrada.   3

HYSTÉRECTOMIES

OBSERVATION VIII (Résumée, inédite. M. Tillaux).

Anna Kohler, 42 ans, salle Sainte-Marthe, n° 4, Hôtel-Dieu. — Fibrome volumineux.

Hystérectomie le 28 mai 1885. Tumeur du poids de 7 kil. 80, pédicule au dehors.

Après quelques oscillations de la température, qui ont fait deux ou trois fois monter le thermomètre à 39°, la malade guérit et quitte l'hôpital le 30 juin.

OBSERVATION IX (résumée, inédite. M. Tillaux).

Mandron (Hélène) 39 ans, institutrice.—Fibro-myômes.

Hystérectomie abdominale le 3 décembre 1885, pédicule au dehors. Durée 1 h. 5. Poids de la tumeur 2 kil. 70. Mort le troisième jour. Péritonite.

OBSERVATION X (résumée, inédite. M. Tillaux).

Didiot (Christine), femme Plessis; 43 ans. — Fibro-myôme.

Hystérectomie abdominale le 11 mars 1886. Durée 1 h. Poids de la tumeur 1 kil. 700, pédicule au dehors. Guérison.

OBSERVATION XI (résumée, inédite. M. Tillaux).

Vve Bonnat (Clémence), marchande de la halle, 40 ans. — Fibrome.

Hystérectomie le 23 avril 1886. Opération laborieuse. Mort le troisième jour.

Observation XII (résumée, inédite. M. Tillaux).

Lemaire (Odille), 22 ans, domestique, n° 1, salle Sainte-Marthe. — Fibrome.

Hystérectomie le 27 mai 1886. Tumeur pesant 3 kil. L'opération a duré 1 h. 1/2, pédicule au dehors. Mort le deuxième jour. Autopsie, pas de péritonite, pas d'infection.

Observation XIII (résumée, inédite. M. Tillaux).

Pelletier (Adeline), 36 ans. — Fibromes utérins.

Hystérectomie abdominale le 12 février 1887, pédicule au dehors. Durée de l'opération 45 minutes. Poids de la tumeur 3 kil. 900. Guérison. La malade quitte l'hôpital le 18 mars 1887.

Observation XIV (résumée, inédite. M. Tillaux).

Dobel (Amélie), 40 ans, ménagère. — Fibromes utérins.

Hystérectomie le 8 mars 1887, pédicule au dehors. Guérison. La malade quitte l'hôpital le 2 avril 1887.

Observation XV (résumée, inédite. M. Tillaux).

Clyatt (Cécile), 47 ans, modiste, 19, Sainte-Marthe. — Fibromes.

Hystérectomie. On enlève les annexes avec l'utérus, pédicule au dehors. Tumeur pesant 1 kil. 250. Mort le deuxième jour d'hémorrhagie par le pédicule.

Observation XVI (résumée, inédite. M. Tillaux).

Conillard (Maria), 40 ans. — Fibromes,

Hystérectomie le 5 octobre 1887, pédicule au dehors
Poids de la tumeur 1 kil. 500. 2 litres de liquide ascitique.
Guérison,

Observation XVII (résumée, inédite. M. Tillaux).

Baumgarten (Valérie), couturière, 40 ans. —Fibromes
Hystérectomie abdominale le 26 octobre 1887. Poids
de la tumeur 510 gr., pédicule au dehors. Durée de l'opération 53 minutes. Guérison.

Observaton XVIII (résumée, inédite. M. Tillaux).

Sauvage (Pauline), 48 ans, demoiselle de magasin. —
Fibromes.
Hystérectomie abdominale le 19 novembre 1887, pédicule
au dehors. Durée de l'opération 45 minutes. Poids des
tumeurs 4 kil. 310 gr. Guérison.

Observation XIX (résumée, inédite. M. Tillaux).

Boucher (Irma), 30 ans, concierge. — Fibromes.
Hystérectomie le 26 novembre 1887. Tumeur pesant
700 gr. On a retiré 1 litre de liquide ascitique, Mort le
sixième jour.

Observation XX (résumée, inédite. M. Tillaux).

Lerasle (Marie), domestique, 43 ans. — Fibromes.
Hystérectomie le 22 décembre 1887. Tumeur pesant
810 gr. Guérison.

Observation XXI (résumée, inédite. M. Tillaux).

Leclercq (Eugénie), 52 ans. — Fibromes.

Hystérectomie le 10 janvier 1888. Mort le troisième jour.

Observation XXII (résumée, inédite. M. Tillaux).

Giberti de Carreggion (Augustine), Ste-Marthe, n° 5. — Fibromes.

Hystérectomie le 25 juin 1885. *Pédicule en dedans.* Tumeur pesant 7 kil. 150 gr. Mort à 3 h. du matin, la nuit qui suit l'opération.

Observation XXIII (résumée, inédite. M. Peyrot).

Fibromes utérins.

Hystérectomie abdominale le 18 août 1885, à l'Hôtel-Dieu. Durée de l'opération 1 h. 1/4. Mort le 22 août avec une température de 40°.

Observation XXIV (Thiriar).
In thèse de Martin. Paris, 1888.
Fibromes utérins. — Hystérectomie sus-vaginale. —
Guérison.
(Obs. XIII de la thèse de Thiriar sur l'ovariotomie
antiseptique.)

Mme V..., 34 ans.

Opération le 27 octobre 1881. Ablation de l'utérus et d'une bonne portion du col.

Le 17 novembre la guérison est complète.

Observation XXV (Terrier).

In thèse de Martin. Paris, 1888.

Tumeur fibro-sarcomateuse et kystique de l'utérus. —
Hystérectomie. — Guérison.

(Obs. de M. Terrier, Rev. de chirurg., 1881.)

Virginie M..., 43 ans. Réglée à 10 ans. A eu deux enfants. Entrée à la Salpêtrière le 14 décembre 1880. Examen le 18 janvier 1881.

Le ventre est peu distendu, légèrement asymétrique, il existe une tuméfaction à droite. Pas d'ascite.

Matité absolue dans tout l'hypogastre et la fosse iliaque droite; sur la ligne médiane, cette matité remonte jusqu'à trois travers de doigt au-dessus de l'ombilic.

La palpation indique la présence d'une masse, dure, bosselée, peu mobile, fluctuante. Le toucher vaginal montre que le col est très effacé, mais ne révèle la présence de quoi que ce soit dans les culs-de-sac.

Opération le 24 janvier 1881. On ponctionne le kyste. On constate qu'il adhère très intimement à l'utérus hypertrophié et rempli de petits fibromes, dont deux superficiels, du volume d'une noix, sont facilement énucléés.

On enlève la partie supérieure de l'utérus et le kyste. On énuclée les masses fibreuses du moignon utérin et on fixe le pédicule à la plaie abdominale.

L'ovaire gauche, kystique, est enlevé.

L'ovaire droit n'a pas été vu.

La malade quitte l'hôpital le 13 mars.

Observation XXVI (L. Championnière).
In thèse de Martin. Paris, 1888.

Tumeur fibreuse de l'utérus. — Hystérectomie. — Mort.
(Service de M. Championnière, hôpital Tenon.)

Mme R..., 50 ans, entrée le 12 septembre 1884.

Réglée à 18 ans. A eu trois grossesses.

Ménorrhagies abondantes. Rétention d'urine, ténesme rectal.

Tumeur mobile, dure, fibreuse, sortie du petit bassin, grosse comme une tête d'adulte, divisée en deux lobes principaux, un en avant, l'autre en arrière ; on sent la vessie distendue entre la paroi abdominale et la tumeur.

Col difficile à sentir, vagin rempli à sa partie supérieure par la tumeur qui descend.

Opération le 14 avril 1885.

Mort le 17, à 8 heures du soir, avec une température de 38°8.

Observation XXVII (Terrillon).
Annales de gynécologie, mai 1888.

Mme A..., 44 ans. Début environ 5 ans. Fibrome mou, volumineux, provoquant des douleurs violentes et mettant la malade dans l'impossibilité de travailler et de dormir. Il augmente progressivement.

Opération : 18 mars 1882. L'épiploon adhérent est détaché. De chaque côté le ligament large, très vasculaire, est sectionné entre deux ligatures. Un ligateur (Cintrat) est placé sur le corps de l'utérus, immédiatement au-

dessus du vagin. Section au niveau de l'utérus en coin ;
on voit au fond la coupe de la cavité utérine. Les bords
de cette section sont réunis par des sutures multiples,
avec de la soie fine ; on a d'abord réuni les bords de la
muqueuse utérine.

Le fil du ligateur est enlevé, *le moignon utérin ne
saigne pas, il est abandonné dans l'abdomen.*

Suture au fil d'argent.

Durée de l'opération 1 heure 40 minutes.

Tumeur fibreuse du poids de 10 kilogr. assez fortement lobulée.

Guérison. Sortie le 30 mai.

(Observ. publiée in *Bull. Soc. chirurg.*, 1882.)

Observation XXVIII (Terrillon).
Annales de gynécologie, mai 1888.

Mme L..., 40 ans. Pas d'enfants. Depuis quatre ans
pertes abondantes suivies de pertes rousses. La tumeur
volumineuse de l'abdomen paraît remonter à 1870. La
malade a subi quatorze séances d'électricité sans succès. La tumeur continue à augmenter et provoque des
douleurs vives.

Opération : 23 octobre 1884. Incision de 30 cent. Plusieurs fibromes volumineux séparés par des sillons venant au fond de l'utérus et adhérant en plusieurs points
à l'intestin et à l'épiploon.

La tumeur remontait presque sous les fausses côtes
du côté gauche. Dix-huit ligatures sont nécessaires pour
assurer l'hémostase. Un pédicule gros comme le poing
est formé aux dépens de l'utérus, serré avec un fil de

fer et fixé à la partie inférieure de la plaie abdominale.

Le pédicule tombe vers le vingtième jour et la malade sort guérie le quarante et unième jour.

Observation XXIX (Terrillon).
Annales de gynécologie, mai 1888.

Mme M..., 45 ans. Début, huit ans. Fibrome très bosselé, dépassant l'ombilic, ayant toujours donné lieu à des douleurs vives et à des compressions gênantes du côté de la vessie et du rectum. La tumeur a augmenté surtout depuis un an. Mais ce qui fatigue le plus la malade, qui a pris une teinte blanche anémique et est très épuisée, c'est la persistance d'un écoulement sanguin avec pertes, qui ne peut être arrêté.

Cavité utérine, 19 centim.

Opération : 10 décembre 1884. Incision très longue. Section des ligaments larges très vasculaires, avec quatre ligatures de chaque côté. Pédicule formé aux dépens du corps de l'utérus, gros comme le poing.

Les ovaires n'auraient pu être enlevés.

Pédicule au dehors avec fil de caoutchouc. Guérison retardée par des abcès de la paroi; le pédicule tombe le vingt-troisième jour.

La malade sort guérie le 2 février 1885.

Observation XXX (Terrillon).
Annales de gynécologie, mai 1888.

Mme D..., 39 ans. Un enfant. Début indéterminé. Tumeur volumineuse et dure, mobile dans l'abdomen, provoquant des douleurs très vives, des pertes abondantes.

Opération : 24 mai 1885. Incision abdominale allant jusqu'à l'ombilic ; on trouve un fibrome volumineux, dur et bosselé, adhérent au fond de l'utérus par un pédicule ayant un diamètre de 4 ou 5 centim. Une grosse ligature double en chaîne avec un cordonnet de soie assure l'hémostase.

Comme la tumeur était légèrement infiltrée dans le ligament large et que la trompe et l'ovaire étaient situés à sa surface, ces organes furent enlevés.

La tumeur pèse 5 kilog. 1/2. C'est un fibrome légèrement kystique ; une poche contient 250 grammes de liquide chocolat.

L'abdomen est entièrement refermé.

Les suites furent très simples et la malade sortit après 25 jours.

OBSERVATION XXXI (Terrillon).
Annales de gynécologie, mai 1888.

Mme P..., 45 ans. Un enfant il y a 20 ans. Tumeur dure et très volumineuse du ventre. Circonférence abdominale, 137 cent. La tumeur est en voie d'accroissement, elle provoque des douleurs et une gêne intolérable, des phénomènes d'obstruction intestinale. Les règles très abondantes et venant tous les quinze jours sont transformées en pertes continues.

Opération : 5 juillet 1883. Section 40 centimètres, passant au niveau de l'ombilic à travers une hernie épiploïque. On enlève avec peine plusieurs tumeurs fibreuses soudées ensemble et tenant au fond de l'utérus. Un gros pédicule est pratiqué aux dépens de l'utérus et fixé avec deux fils de fer et deux broches dans la plaie abdominale.

Ces masses fibreuses pesaient ensemble près de 20 kilogrammes.

La malade fut menacée par des phénomènes de congestion pulmonaire violente venant de l'exaspération d'une bronchite antécédente. Le pédicule se détache le vingt-troisième jour et la malade fut complètement guérie après deux mois.

Observation XXXII (Terrillon).
Annales de gynécologie, mai 1888.

Mme L ..., âgée de 45 ans, pas d'enfant, début récent. Tumeur assez volumineuse, peu mobile, enclavée dans le petit bassin. La tumeur est dure, mais paraît fluctuante profondément.

Opération : 13 novembre 1885. Incision très longue dépassant l'ombilic. Adhérences à l'épiploon et au petit bassin. On enlève un immense fibrome, en partie kystique, venant de la corne droite de l'utérus, du poids de 7 kil. Le pédicule est épais, mais peut être coupé après qu'on a appliqué trois ligatures. *Le pédicule ainsi lié est rentré dans le péritoine.* On enlève encore deux autres fibromes pédiculés.

L'abdomen est refermé.

Les suites furent bonnes et la malade guérit du 20ᵉ au 30° jour.

Oservation XXXIII (Terrillon).
Annales de gynécologie, mai 1888.

Mme C..., 46 ans, début sept ans environ ; circonférence abdominale un mètre. Tumeur très volumineuse en voie d'augmentation et vaguement fluctuante. Menstruation irrégulière, écoulement vaginal séro-purulent.

Opération : 6 mars 1886. Incision longue ; on trouve une tumeur en apparence utérine avec une poche kystique contenant un litre de liquide citrin.

Section des deux ligaments larges très vasculaires entre deux ligatures. Ablation des ovaires et des trompes hypertrophiés et très vasculaires. Section au milieu du corps de l'utérus après avoir placé un caoutchouc enroulé deux fois et maintenu par un petit instrument spécial. Le péritoine est soudé par une collerette de sutures au moignon de l'utérus, au-dessous du caoutchouc. Pédicule fixé au dehors.

La tumeur est formée de deux parties réunies par un isthme. Dans le centre de la partie la plus volumineuse se trouve un kyste.

La tumeur pèse 28 kilogr. C'est un fibro-myòme polykystique du poids de 15 kilogr. de partie solide.

L'opération dura une heure trois quart.

Les suites furent simples, le pédicule détaché le 19ᵉ jour. La malade se lève pour la première fois le 25ᵉ jour et sort guérie après 40 jours.

La tumeur et la malade ont été présentées à l'Académie de médecine en 1886.

(Revue de chirurgie 1886.)

OBSERVATION XXXIV (Terrillon).
Annales de gynécologie, mai 1888.

Mme P...., 35 ans, sans enfants, s'est aperçue d'une

tumeur abdominale depuis l'âge de 28 ans. Les règles, d'abord irrégulières, devinrent très abondantes et depuis deux ans se sont transformées en pertes qui la rendent très faible; elle peut à peine reprendre quelques forces dans l'intervalle. Un écoulement séro-sanguin et continu existe depuis plusieurs mois.

Envie fréquente d'uriner.

La tumeur, arrondie, égale, molle et presque fluctuante, remonte vers l'appendice xiphoïde; la malade est très gênée pour respirer.

Un peu d'ascite.

Cavité utérine 16 centimètres; la tumeur se continue sur le corps de l'utérus.

Opération : 25 août 1886. Pédicule volumineux, décortication des ligaments larges avec deux ligatures de chaque côté. Fixation du pédicule dans l'angle de la plaie qui était très grande, caoutchouc. Poids 9 kilogr. La malade eut des accidents assez graves, mais guérit après 40 jours.

Elle va bien depuis.

OBSERVATION XXXV.

Annales de gynécologie, mai 1888.

Mme D..., 40 ans. Sans enfants. Début probable il y a quatre ans.

Tumeur fibreuse volumineuse, augmentant progressivement et provoquant des douleurs et une gêne intolérables, avec de la cystalgie et constipation opiniâtre avec menaces d'obstruction.

Opération : 24 mai 1886. Incision dépassant l'ombi-

lic. Section des deux ligaments larges entre deux ligatures. L'ovaire et les trompes sont enlevés.

Un caoutchouc est placé à l'union du corps et du col
au-dessus du vagin.

Après la section, au-dessus de la ligature, on essaye
la méthode de Schrœder qui consiste à réunir par des
fils de soie les deux lambeaux du pédicule coupé en coin.
Mais lorsqu'on enlève la ligature en caoutchouc, l'hémorrhagie est tellement abondante qu'on ne peut laisser
le pédicule dans l'abdomen. La ligature en caoutchouc
est replacée, une broche est fixée au-dessus d'elle. Le
péritoine est disposé en collerette au-dessous de la ligature avec des petites sutures. Le pédicule est fixé à la
partie inférieure de l'abdomen. Le poids du fibrome
était de 6 kilogrammes.

Les suites furent assez mouvementées. La malade eut
quelques phénomènes d'infection à la suite du 12e jour.
Le pédicule fut détaché le 17e jour. La plaie ne fut guérie
définitivement que le 9 juillet, près d'un mois et demi
après l'opération. Actuellement la malade va bien.

OBSERVATION XXXVI (Terrillon).
Annales de gynécologie, mai 1888.

Mme L..., 37 ans, sans enfants. Début 17 ou 18 ans.
Une tumeur très volumineuse occupe la partie inférieure
de l'abdomen.

Circonférence à l'ombilic, 125 cent.

L'utérus fait corps avec la tumeur, sa cavité est de
11 cent. La malade se plaint de la gène, de douleurs,

elle maigrit; pertes blanches abondantes, peu d'hémorrhagie.

Opération : 20 octobre 1887. Incision dépassant de
beaucoup l'ombilic. La tumeur fibreuse dure, arrondie,
lisse, est extraite en bloc. Section des deux ligaments
larges entre deux sutures.

Le corps de l'utérus est sectionné après avoir été
serré par un caouthouc spécial. Autour du pédicule et
au-dessous du caoutchouc le péritoine est disposé en
collerette avec de fines sutures et le tout est fixé dans la
plaie de l'abdomen. Le poids de la tumeur est de 10 kil.
Le fibrome est très dur. Les suites furent simples, le
pédicule se détacha le 17e jour et la malade sortit guérie
vers le 25 décembre.

OBSERVATION XXXVII (Terrillon).
Annales de gynécologie, mai 1888.

Mme X...., âgée de 36 ans. Début depuis 6 ans. Fibrome volumineux, bosselé, très dur, dépassant l'ombilic. Circonférence abdominale, 96 ; toujours bien réglée,
sans enfants, cette femme a commencé à perdre il y a
trois ans. Les règles d'abord abondantes sont devenues
de véritables pertes, et depuis six mois les hémorrhagies
sont fréquentes et abondantes. La malade est pâle,
exsangue et très affaiblie. Du sang sort continuellement
de la cavité utérine, qui a 18 cent. de hauteur. Tumeur
assez mobile dans l'abdomen. Constipation très opiniâtre. Elle se soigne depuis deux ans sans résultat.

Opération : 5 novembre 1887. La tumeur non adhérente est extraite tout entière de l'abdomen par une

très longue incision des deux ligaments larges ; pédicule
sur le corps de l'utérus, gros comme le poing, fixé dans
la plaie abdominale. La malade n'eut aucun accident et
fut guérie complètement après 42 jours.

Depuis cette époque elle va bien.

Observation XXXVIII (Terrillon).
Annales de gynécologie, mai 1888.

Mme L..., 42 ans, 2 enfants. Tumeur fibreuse irrégulière, volumineuse, dépassant l'ombilic de 4 à 5 cent. et
ayant augmenté progressivement depuis 5 ans, avec gène
permanente et surtout douleurs expulsives extrèmement
pénibles qui l'empêchent de travailler. Les règles ne
présentent rien de spécial. Circonférence abdominale,
96. L'utérus est entraîné en haut derrière le pubis et le
col est à peine sensible.

Opération : 16 mai 1883. Durée une heure et demie.
Incision très longue. De chaque côté, la tumeur est
prise dans le ligament large qu'il faut décortiquer. On
procède par morcellement de la tumeur. Deux gros
pédicules vasculaires venant du ligament large sont
coupés. Enfin une dernière partie de la tumeur est tellement engagée dans le fond du petit bassin qu'on est
obligé de la décortiquer en posant un grand nombre de
ligatures.

Le pédicule est formé aux dépens du corps de l'utérus.
Il est gros comme le poignet et lié avec deux fils de fer et
le ligateur Cintrat. Mais en arrière de lui se trouve,
dans le petit bassin, une vaste cavité anfractueuse résultat de la décortication, qui est isolée autant que possible

de la cavité péritonéale et drainée avec deux gros tubes en caoutchouc.

Le poids de la tumeur est d'environ 12 ou 14 kilogr.

Dès le second jour la température monte à 38'5-38'9 ; le pouls 126 à 130, et la malade meurt à la fin du troisième jour avec 40°, 150 pulsations et des vomissements porracés.

Autopsie, péritonite simple.

Observation XXXIX (Terrillon).
Annales de gynécologie, mai 1888.

Mme B..., 49 ans. Tumeur fibreuse très volumineuse dépassant l'ombilic, ayant débuté il y a 15 ans. Accroissement progressif, surtout depuis deux ans. Les règles, d'abord assez abondantes, avaient disparu il y a six mois, mais elles ont reparu depuis trois mois, sous forme de pertes presque continues, qui affaiblissent beaucoup la malade. Ascite probable. La tumeur dépasse l'ombilic, elle est bosselée, irrégulière. La malade se plaint surtout de douleurs violentes, de l'affaiblissement qui l'empêchent de travailler et des pertes qui depuis quelque temps menacent sa vie.

Opération : 24 juillet 1885. Durée une heure et demie. On enlève un premier myôme, en grande partie pédiculé, par décortication ; puis un autre myôme volumineux, gros comme une tête d'enfant, enclavé dans l'utérus est décortiqué, car la pédiculisation est impossible. Cette décortication est très pénible et donne beaucoup de sang. Elle entraîne la destruction d'une partie de la cavité utérine qui est largement ouverte. La cavité formée par la décortication est constituée par les parois du ligament large enveloppant la tumeur; ces lambeaux sont attirés au dehors, fixés par des sutures à la plaie abdominale de façon à former une cavité anfractueuse séparée du péritoine, et qu'on remplit de gaze iodoformée. Mais comme il a été impossible de faire des ligatures dans ces parties profondes, on est obligé de laisser dix-sept pinces à forcipressure.

Les suites de l'opération furent mauvaises dès le début : syncopes, vomissements, lipothymie. Le deuxième jour en enlevant les pinces, hémorrhagie en nappe difficile à arrêter par compression. La malade meurt d'épuisement le troisième jour au soir. On ne trouve pas de péritonite.

OBSERVATION XL (Terrillon).
Annales de gynécologie, mai 1888.

Mme B..., 40 ans, sans enfants. Fibrome volumineux qui a été découvert en avril 1885. Il augmente depuis cette époque en donnant des douleurs extrêmement vives et des pertes abondantes survenant toutes les trois semaines, mais affaiblissant la malade. Circonférence abdominale, 98. Elle entre une première fois à la Salpêtrière, le 5 janvier 1886. Je refuse de l'opérer et lui conseille de prendre patience.

Elle retourne chez elle et revient quelques semaines après demandant à être débarrassée. Durée de l'opération une heure vingt minutes. Incision très longue dans une paroi abdominale très épaisse. La tumeur est extraite au dehors et on peut pédiculer sur le milieu de l'utérus, en ouvrant la cavité ; l'hémostase est assurée par un lien de caoutchouc. Collerette de sutures péritonéales autour du pédicule. Fixation de celui-ci à l'angle inférieur de la plaie. Le fibrome pesait 4 kilogr.

Les trois premiers jours la malade fut très bien. Température 37°5, 38°. Pouls 96 à 100. A la fin du troisième jour, respiration inégale, anxieuse ; température 40° ; pouls 120. Bientôt délire. Elle meurt. A l'autopsie on trouve le moignon en bon état, quelques exsudats fibrineux autour du moignon utérin, mais pas de trace de péritonite évidente.

OBSERVATION XLI (Terrillon).
Annales de gynécologie, mai 1888.

Mme G..., 47 ans, trois enfants. Début 7 ou 8 ans. Le fibrome augmente progressivement en provoquant de la gêne et de la douleur. Depuis cinq ou six mois surviennent des pertes assez abondantes. Il y a un mois perte violente avec syncope et lipothymie. Circonférence abdominale, 101. Tumeur dépassant l'ombilic de 15 centimètres, inclinée à gauche.

La malade ne peut plus travailler, s'affaiblit, souffre et désire une opération. La tumeur est mobile, mais se continue avec le col utérin peu accessible.

Opération, 30 décembre 1886. Durée 1 h. 1/4. Incision très longue permettant d'extraire la tumeur en totalité. Les deux trompes volumineuses sont coupées entre deux ligatures. Les deux ligaments larges très épais et contenant un gros vaisseau sont sectionnés également. Une partie de la tumeur infiltrée dans le ligament large gauche est décortiquée. La tumeur est pédiculisée au niveau de l'isthme de l'utérus avec un fil de caoutchouc. La section porte sur la cavité utérine dilatée ; le moignon a le diamètre de deux pièces de 5 francs. La tumeur enlevée pèse 14 kilogrammes, elle contenait une grande quantité de sang. Collerette du péritoine avec des petites sutures autour du pédicule. Celui-ci est fixé à l'angle inférieur de la plaie de l'abdomen.

La malade alla aussi bien que possible jusqu'au dix-huitième jour, au moment de la chute du pédicule. A la suite d'une négligence dans les pansements, elle fut prise brusquement de frissons, de vomissements, et mourut d'infection purulente au bout du vingt-neuvième jour.

OBSERVATION XLII (Terrillon).
Annales de gynécologie, mai 1888.

Mme W..., 45 ans, trois enfants. Début, 8 ans. Tumeur très volumineuse ayant augmenté rapidement avec des douleurs violentes et des pertes presque continues, car les règles durent trois semaines environ.

Circonférence abdominale, 107. La tumeur dépasse de 12 centimètres le niveau de l'ombilic. Le col utérin est volumineux, largement entre ouvert et se continue presque directement avec la tumeur. La malade s'affaiblit rapidement ; elle demande à être débarrassée.

Opération, 11 octobre 1887. Durée, 1 h. 1/2. Incision dépassant l'ombilic.

Extraction en masse de la tumeur. Section des deux ligaments larges très vasculaires, avec ablation des trompes et des ovaires. Pédiculisation de la tumeur immédiatement au-dessus du vagin avec deux cordons de caoutchouc.

Le pédicule a le volume du poing. Le péritoine est suturé en collerette autour du moignon, au-dessous des ligatures. Le tout est fixé à l'angle de la plaie abdominale.

Poids de la tumeur, 24 livres.

Les premiers jours tout va bien, 36°,5, 37°,9, sauf un peu de toux et respiration un peu gênée (ventouses sèches). A la fin du quatrième jour légère agitation, le pouls devient petit et rapide, et au commencement du cinquième jour, mort sans cause appréciable.

Autopsie. — On ne trouve rien pour expliquer la mort et surtout pas de péritonite.

Observation XLIII (Valerani).
Gaz. della cliniche, nov. 1886.

Femme de 48 ans, sept enfants. Depuis dix ans, hémorrhagies abondantes et répétées. Etat général mauvais. Anémie avancée. Au toucher, on perçoit une grosse tumeur. Abdomen assez gros. Cathétérisme utérin difficile.

Hystérectomie abdominale. On enlève l'utérus et l'ovaire droit. Un mois après, guérison.

Observation XLIV (Valerani).
Loc. citat.

Femme de 36 ans, réglée à 15 ans, trois enfants. Désordres menstruels et douleurs abdominales. A l'examen, le ventre est volumineux, sillonné de veines. Dans la partie inférieure on sent une tumeur dure, grosse, dans le côté droit, et une plus petite à gauche. Les deux sont mobiles. Il y a de l'ascite.

Extraction. Tumeur de 2,800 grammes. Un mois après, guérison.

Observation XLV (Fraipont).
Annales de la Société med. clin. de Liège, nov. 1886.

Tumeur fibreuse qui, située dans l'épaisseur de l'utérus, n'a pu être extraite sans enlever l'utérus lui-même, du moins en partie, par la voie abdominale. Le pédicule est fixé dans la partie inférieure de la plaie par une nouvelle méthode imaginée par Von Hacker; il est suturé en dehors du péritoine, et suspendu à la paroi abdominale de façon à réunir les avantages de la méthode intra-péritonéale de Schrœder et de la méthode extra-péritonéale. Guérison.

Observation XLVI (Calderini).
Gaz. medica di Torino (nº 9, 1887).

Malade atteinte de myôme kystique de l'utérus.
Hystérectomie abdominale. Mort trente-six heures après l'opération d'hémorrhagie et de collapsus.

Observation XLVII (Dallas).
Soc. méd. de Constantinople, 7 oct. 1886.

Femme de 42 ans, rachitique. Le ventre a augmenté de volume depuis trois ans. Depuis un an, douleurs et métrorrhagies ayant rendu la femme exsangue. A la palpation, tumeur grosse comme une tête de fœtus de 8 mois, dure, unie, très mobile, faisant corps avec l'utérus et aplatissant le rectum. Ascité et météorisme. Opération

le 13 sept. 1880. Pédicule au dehors. Durée de l'opération,
1 h. 1/4. Aussitôt après, collapsus et douleur. 25 centigrammes d'opium à doses fractionnées. Amélioration
rapide. Réunion primitive. La femme se lève le qua-
torzième jour. La tumeur a été enlevée avec les trompes
et les ovaires ; elle pèse 750 grammes.

OBSERVATION XLVIII (Halliday Croom).
Edinb. med. Journal, sept. 1887.

Tumeur fibreuse. Hystérectomie. Clamp de Kœberlé
pour serrer le pédicule, mais on échoue et on emploie
celui de Tait ; on retire les fils le neuvième jour. La réunion semble assurée, mais le lendemain le pansement
est humide, et on constate l'écartement de la plaie et la
hernie des intestins. Réduction de ceux-ci. Sutures nouvelles, mais la malade meurt.

OBSERVATION XLIX (Isnardi).
Gazette delle cliniche, nov. 1886.

Femme C...., 40 ans. Depuis longtemps douleurs et
hémorrhagies abondantes. Au palper, ventre développé
et sensation d'une grosse tumeur. Au toucher, elle fait
corps avec l'utérus.

Hystérectomie. Tumeur haute de 18 centimètres, large
de 24, épaisse de 11, pesant 3,650 grammes. Guérison.

OBSERVATION L (Vincent Jackson).
*Ablation de l'utérus et de volumineux fibromes. — British
médical Journ.*, 9 juillet 1887.

Femme de 54 ans, mariée, multipare.

Incision prolongée au-dessus de l'ombilic pour permettre l'issue de la volumineuse tumeur.

Une seule adhérence avec l'intestin grêle.

Un serre-nœud est appliqué sur le col ; après section, le pédicule est traversé par deux soies qui sont fortement serrées autour et fixées par trois nœuds. On retire le serre-nœud et le moignon est abandonné dans l'abdomen.

La malade succombe dix-neuf heures après l'opération, probablement du choc.

OBSERVATION LI (Solowjeff).

Journ. d'obst. et gyn., Saint-Pétersbourg, juillet 1887.

Femme de 48 ans, mariée depuis 29 ans, multipare, dernier accouchement à l'âge de 35 ans. Ménorrhagies depuis trois ans. Anémie, faiblesse générale. Fibro-myôme très volumineux, immobile. Laparotomie le 4 mars 1887. Ligature élastique, résection de la tumeur en plusieurs parties, les deux premières au scalpel, le tiers inférieur énucléé à l'aide des doigts. Presque pas d'hémorrhagie, ligature des vaisseaux à droite ; à gauche on n'en trouve pas. Le constricteur du col enlevé, hémorrhagie du moignon, dont l'enveloppe péritonéale avait été réunie par des sutures au péritoine des bords de la plaie abdominale. On ne trouve pas les vaisseaux saignants à cause de la rétraction du tissu des parois utérines ; le tamponnement n'arrête pas l'hémorrhagie. On enlève les sutures qui joignaient le péritoine viscéral et pariétal et on applique de nouveau le constricteur élastique. L'hémorrhagie du moignon du ligament large gauche est arrêtée par des sutures. La tumeur était si profondément située que le col utérin même était saisi par le constricteur, de même que les culs-de-sac du vagin. Le moignon est fixé par des sutures à l'angle inférieur de la plaie abdominale ; au-dessous, on établit un drainage. Occlusion de la plaie abdominale. Guérison avec faible élévation de température. Le cinquième jour odeur fétide du moignon gangrené ; l'on découpe ces parties à l'aide des ciseaux. Le onzième jour, on enlève les sutures abdominales. Réunion. Le vingtième jour, chute du constricteur élastique avec les parties serrées du moignon. Cavité remplie de granulations à l'angle inférieur de la cicatrice abdominale. L'eau injectée dans cette cavité sort par le vagin. Le 22 avril 1887, le trou au fond du vagin laisse passer à peine le bout du doigt, tandis qu'au vingt-cinquième jour après l'opération on pouvait introduire deux doigts par le vagin dans la cavité. Dès la chute du constricteur, la fièvre disparaît, convalescence. Les uretères n'ont heureusement pas été comprimés.

Les ovaires et les parois utérines sont atrophiés, et malgré cela la malade avait eu des ménorrhagies graves. Le fibro-myôme avait pris naissance dans la paroi postérieure en se développant vers le bas, de façon que le corps de l'utérus était déplacé en haut et en avant et qu'il était impossible d'atteindre le museau de tanche par le vagin avant l'opération. Guérison.

OBSERVATION LII (Léopold).
Soc. obst. de Dresde, séance du 7 janv. 1886.
Centralb. f. gyn., 1886.
Myomotomie avec ouverture de la cavité utérine.

Femme de 38 ans. Douleurs et hémorrhagies. Fond de l'utérus à 3 ou 4 centimètres au-dessus du pubis. La sonde peut être poussée plus haut après la sensation d'obstacle vaincu en cet endroit. Compression des organes génitaux sur la paroi antérieure du bassin. Diagnostic: myôme rétro-utérin sous-séreux. Laparotomie. Utérus déplacé en haut. Les ovaires avec les trompes très hypertrophiés sont liés pour permettre l'accès de la tumeur qui remplit toute la profondeur du bassin. Destruction des adhérences de la tumeur à l'aide des doigts. Arrêt d'une forte hémorrhagie en nappe par la cautérisation. L'extirpation de la tumeur nécessite l'ouverture de la cavité utérine. Moignon fixé à l'extérieur, le lavage antiseptique du col avant l'opération n'ayant pas été pratiqué. Convalescence apyrétique. Guérison.

OBSERVATION LIII (Schramm).
Soc. obst. de Dresde, Centralb. f. gyn., 1886.

Myôme gros comme une tête d'homme, enlevé chez une femme de 69 ans. Laparotomie. Ligature élastique mal appliquée, d'où forte hémorrhagie, collapsus. Arrêt de l'hémorrhagie par la saisie de l'artère. Suture du moignon d'après Schrœder. La ligature est laissée par crainte de l'hémorrhagie, prompte convalescence. Guérison.

Observation LIV (Vogelius).

Extirpation supra-vaginale du corps de l'utérus et ablation des ovaires, pour fibro-myômes (Centralb f. gyn., 16 janvier 1886).

Tumeur volumineuse gênant beaucoup plus par la tension qu'elle provoquait que par les hémorrhagies. Les deux ovaires étaient dégénérés; celui de gauche était le siège d'un certain nombre de petits fibromes. Dans celui de droite on a trouvé un kyste hémorrhagique gros comme une noisette.

Pédicule au dehors. Dès le quatrième jour, 41°,9 de température. Le neuvième jour, hémorrhagie par le nez, le pharynx. Mort le lendemain. Pas d'autopsie.

Observation LV, résumée (Lebédjeff).
Wracz., n° 18, p. 349.

L'auteur présente à la Société médicale de Saint-Pétersbourg une femme guérie par l'hystéro-myomotomie. Traitement extra-péritonéal du pédicule.

Observation LVI (Inverardi).
Gaz. delle cliniche, n°ᵒˢ 21, 22, 23, 1886.

Fibro-myôme interstitiel de la paroi antérieure de l'utérus, hémorrhagies graves. Traitement médical inefficace. Hystérectomie supra-vaginale. Traitement extra-péritonéal du pédicule (méthode Péan, Hegar). Mort le cinquième jour de vomissements incoercibles dus à la constriction du pédicule.

CASTRATIONS

OBSERVATION LVII (personnelle).

*Fibrome de la paroi postérieure de l'utérus. —
Oophorectomie. — Guérison.*

La nommée P... (Annette), âgée de 46 ans, domestique,
entre le 24 mai 1888, salle Gosselin, n° 4, dans le service
de M. Le Dentu, à l'hôpital Saint-Louis.

Le père est mort d'accident à 42 ans.

La mère est morte à 58 ans. Elle avait subi à la face
une opération pour un abcès (?) qui se serait reproduit
et occasionné la mort.

La malade est fille unique. Elle aurait eu la rougeole
dans sa première enfance; à 7 ans elle a eu la fièvre intermittente qu'elle a gardé pendant un an.

Menstruée à 10 ans 1/2. Les règles ont toujours été régulières, excepté à l'âge de 28 ans, époque à laquelle elles
ont disparu pendant deux mois à cause d'un état d'affaiblissement et d'anémie dans lequel se trouvait la malade.
Mais au bout de ce temps l'écoulement sanguin a reparu
régulièrement comme par le passé.

La malade ne souffrait pas au moment de ses règles;
celles-ci duraient, en moyenne, trois jours et la quantité
de sang perdu était modérée. Mais il y a trois ans, c'est-
à-dire vers l'âge de 43 ans, les règles sont devenues
plus abondantes, elles duraient jusqu'à huit jours. Dans
les derniers jours qui précédaient leur apparition, de

même que pendant leur durée et deux à trois jours après leur disparition, la malade était prise d'une douleur vers le flanc gauche.

A partir de cette époque les règles devançaient toujours la date de leur apparition et peu à peu elles ont fini par apparaître deux fois par mois. Depuis le mois de janvier dernier, les métrorrhagies n'ont plus de marche régulière : elles apparaissent pendant quelques jours pour disparaître ensuite sans cause appréciable. La douleur du flanc gauche est aussi intermittente ; elle dure pendant quelques jours et affecte parfois une grande intensité, mais reste toujours localisée.

La malade dit que le ventre est devenu un peu dur en dessous et en dehors de l'ombilic du côté droit. Elle n'a jamais eu des douleurs dans les jambes; celles-ci n'ont jamais été enflées.

La malade a eu un enfant à l'âge de 23 ans. Les suites des couches ont été physiologiques.

Elle a passé le mois d'avril dernier à l'hôpital Lariboisière, dans le service de M. Duguet où elle a été traitée par les injections hypodermiques d'ergotine. Elle a été, ensuite, un mois au Vésinet. Mais les métrorrhagies n'ont pas tardé à reparaître et après sa sortie du Vésinet la malade est entrée dans le service de M. Le Dentu

Examen le 2 juin.

L'abdomen est saillant, arrondi, surchargé de graisse. La palpation se fait difficilement à cause de l'épaisseur des parois abdominales, mais en déprimant fortement l'hypogastre on sent le fond de l'utérus qui dépasse le

pubis d'environ 15 centimètres. Il est, toutefo , impossible de bien apprécier les contours de la tumeur.

Le flanc gauche, siège de la douleur spontanée, est
indolent à la pression, par contre celle-ci est douloureuse dans la fosse iliaque droite.

Au toucher vaginal on trouve le col fortement rejeté
à gauche et un peu en avant. L'orifice regarde à gauche
et il est impossible d'introduire un hystéromètre dans
la cavité utérine.

Le col est comme aplati de haut en bas. Sa consistance est dure surtout sur la lèvre antérieure et à droite.
A sa partie postérieure on sent un noyau de la grosseur
d'une lentille, très dur, faisant saillie au-dessus du reste
de l'organe.

Les mouvements communiqués à la tumeur utérine
se transmettent difficilement au col.

Le cul-de-sac latéral droit et la partie droite du cul-
de-sac postérieur sont effacés par le prolongement cer-
vical du fibro-myôme.

Les poumons sont sains.

Au cœur il y a un souffle systolique, bref, à maximum
à la pointe, mais se propageant au foyer aortique.

L'état général est excellent.

Depuis deux jours il y a une métrorrhagie peu abondante.

5 juin. *Opération ce matin*, faite par M. Le Dentu as-
sisté de M. Routier.

La malade n'a pas été purgée hier par oubli. Elle a
pris des lavements hier et ce matin.

Dans les derniers jours qui ont précédé l'opération

on a fait trois lavages au sublimé de l'abdomen et du périnée.

Les jambes sont enveloppées dans la ouate maintenue par des bandes.

L'abdomen et le périnée sont lavés au sublimé et entourés avec des compresses imbibées dans le même liquide.

La malade est sondée.

Après anesthésie complète on fait une incision médiane entre le pubis et l'ombilic, de 12 centimètres de longueur environ. La couche graisseuse sous-cutanée est épaisse de 3 centimètres au moins. La graisse épiploïque est également abondante. Il n'y a pas de liquide dans la cavité péritonéale. L'épiploon et les intestins sont refoulés avec peine en haut; ils sont maintenus avec des éponges.

L'utérus rouge-violet apparaît profondément à la partie inférieure de la plaie. Il est aisé de constater, alors, que le fibrome occupe sa paroi postérieure, qu'il est interstitiel, se prolonge en bas sur le col et atteint son plus grand développement du côté droit et postérieur.

La trompe et l'ovaire gauches sont facilement trouvés et amenés au niveau de la plaie; on applique sur les deux une ligature et on fait le nœud de Lawson Tait, mais après leur excision on s'aperçoit qu'il reste du tissu ovarien dans le pédicule; on applique une deuxième ligature à 1 centimètre environ plus loin que la premièr et on excise. Il existe dans le fragment de pédicule enlevé un petit noyau blanc sphérique. La trompe et l'ovaire droits sont difficiles à trouver. Ils sont compris

dans une sorte de kyste et fixés par des adhérences multiples. La trompe est saisie la première; elle adhère à
l'ovaire qui est plus aplati et déformé que l'ovaire gauche. On fait une ligature sur les deux et deux autres
ligatures sur des adhérences. Enfin on porte une quatrième ligature sur une sorte de bride profonde dont on
n'a pu reconnaître la nature et sur laquelle on avait mis
d'abord un fil d'attente. La trompe présente de petits
corps blanchâtres, transparents.

La toilette du péritoine est faite soigneusement.

On fait cinq points de suture profonde au fil d'argent
et six points superficiels au catgut.

L'opération a duré une heure dix minutes.

Le pansement est fait avec de l'iodoforme, de la gaze
iodoformée, des compresses sèches de sublimé et du
coton hydrophile.

Température du soir 37°,5; Pouls 80; Respiration 18.

Le 6. La malade va bien. La nuit a été excellente. La
malade a dormi tranquillement jusqu'à ce matin. Elle
a eu deux piqûres de morphine (5 gouttes), une hier au
soir, l'autre ce matin.

Elle a soif et demande souvent à boire. On lui donne
du champagne frappé à l'eau de seltz, du rhum, du ba-
gnols.

Depuis l'opération elle a uriné quatre fois sans sonde.
L'urine est claire mais contient quelques petits caillots
sanguins provenant de l'utérus.

Hier, elle a eu des douleurs au niveau de la plaie et
principalement dans la région lombaire gauche. Ce matin ces douleurs ont disparu.

Temp. matin, 37°; P. 86; Resp. 18; — Temp. soir,
37°,6; P. 90; Resp. 20.

Le 7. La malade va bien. Elle a uriné trois fois depuis
hier jusqu'à ce matin. Les urines sont un peu troubles.

Il y a une légère douleur dans l'hypochondre gauche.

Pas d'appétit.

Hier elle a pris du bouillon et du café noir.

Deux piqûres de morphine de 5 gouttes.

Champagne, rhum, eau de seltz comme hier.

Temp. matin, 37°,2; P. 88; Resp. 18; — Temp. soir.
37°,5; P. 86; Resp. 18.

Le 8. Nuit calme.

Une piqûre de morphine (5 gouttes) hier.

La douleur de l'hypochondre gauche a disparu.

Elle a pris du lait hier.

Depuis l'opération elle n'a pas été à la garde-robe.

Le 9. La nuit a été un peu agitée, la malade n'ayant
eu de piqûre de morphine parce qu'elle ne souffrait pas.
Elle a ressentie des douleurs dans l'abdomen, comme
des élancements.

Hier, dans l'après-midi, il y a eu un écoulement de sang
par le vagin, assez abondant, qui a disparu ce matin.

Ce matin on lui a donné un lavement glycériné.
La malade a éprouvé une vive cuisson à l'anus au moment de la défécation.

Les urines très sanguinolentes hier ne contiennent
ce matin que de petits caillots.

Temp. matin, 37°,1; P. 84; Resp. 18. — Temp. soir,
37°; P. 82; Resp. 19.

Le 10. La journée d'hier a été bonne. Le soir on lui a fait une piqûre de morphine et la nuit a été calme.

L'urine est rougeâtre, foncée, et laisse déposer une couche blanchâtre, peu abondante.

Hier, à la même heure qu'avant hier (6 à 7 heures du soir), elle a eu une métrorrhagie moins abondante que la précédente. On peut évaluer la quantité de sang à 50 grammes.

Hier, potage à la semoule et lait.

Cognac, champagne, eau de seltz.

Temp. matin, 36°,8 ; P. 76 ; Resp. 18. — Temp. soir, 36°,9 ; P. 75 ; Resp. 16.

Le 11. Nuit un peu agitée. La malade se sent un peu fatiguée ce matin.

Hier, vers 6 heures du soir, nouvelle métrorrhagie, assez marquée.

On fait le premier pansement ce matin. La gaze iodoformée est à peine tachée par de la sérosité sanguinolente ; on la renouvelle et l'on réapplique le même pansement.

On enlève les points de suture superficielle.

Temp. matin, 36°,9 ; P. 74 ; Resp. 14. — Temp. soir, 37°,2 ; P. 72 ; Resp. 15.

Le 12. Nuit calme.

Piqûre de morphine hier soir.

Hier elle a mangé de la viande (côtelette et veau froid).

De cinq à six heures du soir, écoulement sanguin moins abondant que les jours précédents.

Temp. matin, 36°,8 ; P. 80 ; Resp. 16. — Temp. soir, 37°,1 ; P. 76 ; Resp. 16.

Le 13. Nuit calme.

Même alimentation qu'hier.

Elle a été à la garde-robe. La défécation s'est accompagnée de sensation de brûlure à l'anus. Les matières étaient noires, comme du charbon, au dire de la malade.

Le soir légère hémorrhagie. L'alèze est maculée de quelques taches rose clair, par places presque pâles.

Temp. matin, 36°,9 ; P. 76 ; Resp. 18. — Temp. soir, 37°,8 ; P. 82 ; Resp. 18.

Le 14. Nuit tranquille.

Il n'y a pas eu de métrorrhagie hier. Il est apparu, dans le flanc droit, une douleur qui s'irradie au sein, à l'épaule et au bras correspondants.

Craignant que cette douleur ne soit due à la suppuration d'un point de suture on défait le pansement ; mais on ne trouve pas la moindre trace de pus.

Temp. matin, 38° ; P. 90 ; Resp. 22. — Temp. soir, 38°,4 ; P. 82 ; Resp. 22.

Le 15. La malade va bien.

La douleur du flanc droit a disparu.

On enlève quatre points de suture à l'argent et on laisse le cinquième au milieu de la plaie. On applique deux bandelettes transversales de gaze iodoformée au-dessus et au-dessous du fil laissé en place et on les fixe avec du collodion iodoformé.

Le pansement enlevé était absolument propre. La plaie n'est pas douloureuse à la pression et présente très bon aspect.

Il y a eu une minime métrorrhagie hier.

On ordonne une cuillerée à bouche d'huile de ricin.

Temp. matin, 37°,4; P. 94; Resp. 24. — Temp. soir, 38°,2; P. 90; Resp. 23.

Le 16. Nuit tranquille, quoique sans sommeil.

Elle a été, hier, au moins quinze fois sur le bassin, ce qui l'a beaucoup soulagée.

Il y a de légères démangeaisons dans la plaie, au niveau des bandelettes de gaze iodoformée.

Il y a une tache de sang dans l'alèze ce matin (métrorrhagie).

Temp. matin, 37°,2; P. 78; Resp. 20. — Temp. soir, 37°,1 ; P. 78; Resp. 21.

Le 17. Nuit calme.

Il y a quelques taches de sang dans l'alèze.

Temp. matin, 36°,8; P. 72; Resp. 18. — Temp. soir, 37° 2; P. 80; Resp. 20.

Le 18. Nuit bonne.

Ce matin on retire le dernier fil d'argent. La plaie va très bien. Elle est recouverte de collodion iodoformé.

Il y a une légère métrorrhagie.

La malade, qui avait été mise au pavillon d'isolement, chalet Cruveilhier, pour subir l'opération, sera transportée aujourd'hui dans la salle Gosselin.

Temp. matin, 36°,8. — Temp. soir, 37°,1.

Le 19. La malade a été transportée hier dans la salle sur un brancard. Après son arrivée, dans la soirée, elle a eu une métrorrhagie plus abondante que celles des jours derniers.

Quelques secousses de toux ont déterminé de la douleur au niveau de la plaie. Mais tout a disparu ce matin.

On supprime les injections de morphine que la malade avait tous les soirs jusqu'à présent.

Temp. matin, 38°,8. — Temp. soir, 37°.

Le 23. La malade n'a pas cessé d'avoir une légère métrorrhagie depuis son arrivée dans la salle (19 juin).

Elle s'est réveillée hier avec une douleur à la région dorsale du côté gauche.

Prescription. — Un sinapisme sur le point douloureux.

1 gramme d'antipyrine.

1 verre d'eau de sedlitz ce matin.

26 juin. La douleur de la région dorsale a disparu à gauche pour se manifester à droite.

La métrorrhagie est insignifiante depuis trois jours mais continue à se produire tous les jours ; la malade tache à peine l'alèze.

L'auscultation révèle de nombreux râles fins disséminés dans le poumon droit. Rien au poumon gauche.

Il y a un léger souffle systolique à la pointe du cœur.

La malade n'a pas d'appétit depuis son arrivée dans la salle. Elle se sent faible.

Hier et aujourd'hui on a prescrit 2 grammes d'antipyrine.

Le 29. La malade va bien. La douleur du côté droit a disparu.

Depuis trois jours elle prend 2 grammes d'antipyrine tous les jours.

La métrorrhagie n'a pas cessé. Hier l'écoulement sanguin a été un peu plus abondant que les jours précédents. Il aurait lieu surtout le matin, d'après la malade.

Prescription : 2 verres d'eau de sedlitz.

4 juillet. La malade va très bien.

Elle a de l'appétit et reprend des forces.

Depuis cinq jours elle se lève et fait des promenades dans la salle.

Elle n'a plus de douleurs.

L'écoulement de sang n'a pas cessé complètement, mais les taches qu'il produit sont peu nombreuses, d'une coloration rose très pâle ; c'est plutôt de la leucorrhée à odeur très fétide.

Au toucher vaginal on trouve le col plus dégagé à droite. On peut délimiter de ce côté le museau de tanche. L'utérus est très mobile. On sent le fond de cet organe à une dizaine de centimètres au-dessus du pubis.

En somme, dans cette observation nous voyons se produire les phénomènes déjà signalés par quelques auteurs après l'oophorectomie : disparition des douleurs provoquées par le fibro-myòme ; persistance des métrorrhagies qui vont en s'atténuant peu à peu. En outre l'examen local, que nous avons pratiqué au dernier moment, nous a révélé la mobilité plus considérable de l'utérus, le dégagement plus appréciable du col à droite, signes certains d'une atrophie commençante.

OBSERVATION LVIII (Terrillon).
Soc. obst. de Paris, février 1888.

Mme R..., 39 ans, porte une grosse tumeur pelvienne dépassant largement le pubis, et causant des hémorrhagies incoercibles depuis deux ans. L'écoulement est continu ; la malade est pâle et très affaiblie. Tumeur immobilisée dans le bassin.

Castration et ablation des trompes assez difficile le 1er décembre 1886.

La malade eut encore deux pertes le 8e et le 22e jour après l'opération. Depuis elle ne perd plus et se déclare bien portante, malgré la présence de la tumeur qui semble avoir diminué. La femme a été revue à la fin de décembre 1887.

OBSERVATION LIX (Terrillon).

Ibid.

Femme de 34 ans, opérée le 22 mars 1887. Gros fibrome bosselé, enclavé dans le petit bassin, sans pédicule.

Les pertes incoercibles ayant résisté à l'ergotine et à l'eau chaude, disparurent rapidement après l'opération. Ici les trompes étaient remplies de sang et elles présentaient un type d'hémato-salpingite double. Cette femme a été vue à Bourges en décembre 1887, en très bonne santé. En janvier 1888, elle a donné de ses nouvelles : son état général était aussi parfait que possible.

OBSERVATION LIX (*bis*).

In thèse d'Ythier, Paris, 1888, p. 56.

Fibrome du corps de l'utérus. Métrorrhagies très abondantes. — Opération de Battey. — Lavage du péritoine. — Guérison. (Obs. résumée.)

Françoise L..., 49 ans, couturière.

Entrée le 21 avril 1887, salle Lallemand, lit n° 4, service de M. Terrillon.

Réglée à 17 ans ; elle a eu six enfants.

Pertes utérines depuis deux ans. La malade restait douze jours par mois sans perdre de sang. En même temps elle ressentait de la douleur dans les reins et dans le bas-ventre.

Etat général altéré. La malade, amaigrie, présente un teint jaune-paille assez accentué.

Etat actuel. — Le palper abdominal permet de constater au-dessus de la symphyse pubienne une tumeur pelvienne du volume d'un œuf de poule. Cette tumeur est peu douloureuse à la pression ; elle est légèrement mobile.

Le col de l'utérus est porté à gauche et en arrière ; il est un peu gros, de consistance normale, et ses lèvres sont un peut épaissies. Sur la face postérieure du col on sent une petite tumeur du volume d'une noisette, légèrement mobile, mais sans pédicule.

Sur la partie supérieure du corps de l'utérus on constate une tumeur du volume d'une petite pomme.

En combinant le toucher et le palper, on se rend compte que la mobilité de l'utérus a diminué.

Opération le 10 mai, par M. Terrillon, avec l'aide de M. Routier.

On enlève les trompes et les ovaires.

On pratique trois lavages du petit bassin à l'eau filtrée et bouillie avec deux litres de liquide.

Le 18 juin. La malade sort guérie de la Salpêtrière. Elle n'avait pas eu la moindre hémorrhagie depuis l'opération.

Elle revient dans le service pour une fistule consétive à un abcès de la fesse gauche. Le 7 octobre de la même année elle quitte de nouveau l'hôpital. A ce moment (cinq mois après l'opération) les pertes utérines ne se sont pas reproduites.

Observation LX (Terrillon).
Ibid.

Castration le 15 novembre 1887. Des pertes continues ayant malgré tous les soins amené la malade à un état d'affaiblissement et d'anémie progressive menaçant, encouragèrent à pratiquer l'ablation des annexes. Femme de 40 ans. Fibrome peu volumineux, bosselé; la cavité utérine mesurait 14 centimètres à l'hystéromètre. Depuis l'opération, la femme ne perd plus de sang, ne souffre plus et a engraissé de plus de 10 livres.

Observation LXI (Terrillon).
Ibid.

Femme de 35 ans. Névralgie double sous forme de crises, accompagnées de phénomènes nerveux généraux et d'attaques hystériformes. L'ovaire gauche principalement constituait une aura pour les attaques. La moindre pression sur les deux ovaires provoquait des crises douloureuses et nerveuses. Enfin, cette malade, dont l'utérus était bosselé et contenait un fibrome peu volumineux mais mobile dans une cavité moyenne de 11 centimètres, perdait du sang presque continuellement et avait eu des hémorrhagies abondantes qui rendaient son état général très-précaire.

Ablation des ovaires et des trompes qui étaient sains, le 1ᵉʳ décembre 1887.

A partir de l'opération, les hémorrhagies diminuèrent et cessèrent après quinze ou vingt jours.

Les phénomènes nerveux ont considérablement diminué, mais cependant persistent encore.

Observation LXII (Lawson Tait).

J'ai soigné J. H..., âgée de 40 ans, pendant un an pour une hémorrhagie épuisante, due à un myôme occupant le bassin. Le 1ᵉʳ août 1872 j'enlevai les annexes et la malade guérit. Elle n'a jamais été réglée depuis l'opération et la tumeur a certainement diminué de volume.

Observation LXIII (L. Tait).

E. C..., âgée de 40 ans. Elle souffrait depuis des années de ménorrhagies dues à un myôme qu'on pouvait sentir au-dessus du détroit supérieur du bassin. J'enlevai les annexes le 22 mai 1873. J'ai vu la malade en 1876 et elle m'assura qu'elle avait été réglée régulièrement pendant quelques mois après l'opération, mais que les règles avaient cessé tout à coup et n'avaient plus reparu. La tumeur avait diminué de volume.

Observation LXIV (L. Tait).

47 ans, mariée, opérée le 18 octobre 1879. — 14 juillet 1885. L'hémorrhagie a cessé et la tumeur a considérablement diminué, mais je ne puis dire si elle a entièrement disparu.

Observation LXV (L. Tait).

52 ans, mariée, opérée le 30 novembre 1879. — 14 juil-

et 1885. Elle est aujourd'hui en très bonne santé, capable de prendre de l'exercice et de mener une vie très active. Elle fait remonter son retour graduel à la santé et à une existence utile au jour de son opération en 1879.

Observation LXVI (L. Tait).

34 ans, mariée, opérée le 13 janvier 1880. — La tumeur dans ce cas a presque entièrement disparu ; on sent le fond de l'utérus un peu plus volumineux qu'à l'état normal, alors que la tumeur dépassait primitivement l'ombilic ; et pour pouvoir enlever les annexes, j'ai dû faire une incision de près de 15 centimètres de long, dont la cicatrice a encore 12 centimètres.

Elle a continué à être réglée depuis l'opération et de temps en temps la perte est assez abondante.

Observation LXVII (L. Tait).

48 ans, célibataire, opérée le 17 janvier 1880. — Ce cas a été publié en détail. La malade mourut six mois après l'opération de cancer de l'utérus. L'opération arrêta complètement la menstruation.

Observation LXVIII (L. Tait).

52 ans, célibataire, opérée le 10 mars 1880. — Cette malade n'a jamais été réglée depuis l'opération et a mené, depuis l'achèvement de sa convalescence, une vie très active ; elle jouit aujourd'hui d'une parfaite santé.

Observation LXIX (L. Tait).

42 ans, célibataire, opérée le 7 avril 1880. — Cette malade a été réglée depuis l'opération, elle est aujourd'hui

en bonne santé. Je l'ai vue le 11 juillet 1882; je l'ai exa-
minée soigneusement et je n'ai pu découvrir aucune
trace de la tumeur.

Observation LXX (L. Tait).

39 ans, mariée, opérée le 22 avril 1880. — 6 février
1884; elle n'a jamais été réglée depuis l'opération, et à
l'examen on ne peut découvrir la moindre trace de la
tumeur, bien que primitivement elle remplit le bassin.

Observation LXXI (L. Tait).

46 ans, célibataire, opérée le 8 mai 1880. — Le 8 septembre 1881, la malade était parfaitement bien portante,
elle n'avait jamais été réglée depuis l'opération, et la
tumeur n'avait plus que le tiers de son volume primitif,
car elle ne remontait pas plus d'à moitié chemin entre
le bassin et l'ombilic.

Observation LXXII (L. Tait).

49 ans, mariée, opérée le 17 août 1881. — Le 28 mai
1882, cette malade était en parfaite santé et elle n'a
jamais été réglée depuis l'opération.

Observation LXXIII (L. Tait).

47 ans, mariée, opérée le 1er septembre 1880. — J'ai
vu cette malade pour une autre raison en juin 1885. Elle
n'a jamais été réglée depuis l'opération, et la tumeur a
complètement disparu.

Observation LXXIV (L. Tait).

50 ans, célibataire, opérée le 2 septembre 1880. —
22 juillet 1885. La malade est aujourd'hui capable de

faire de courtes promenades et de se rendre parmi les pauvres de la paroisse ; avant l'opération elle n'avait pas quitté sa chambre depuis onze ans.

OBSERVATION LXXV (L. Tait).

35 ans, mariée, opérée le 20 octobre 1880. — 14 juillet 1885. Elle est en parfaite santé.

OBSERVATION LXXVI (L. Tait).

44 ans, célibataire, opérée le 18 décembre 1880. — 15 juillet 1885. Elle était complètement guérie; elle n'avait pas eu d'hémorrhagie depuis longtemps et le myôme avait pratiquement disparu.

OBSERVATION LXXVII (L. Tait).

41 ans, mariée, opérée le 5 février 1881. — J'ai vu cette malade le 17 janvier 1883 en bonne santé, « une nouvelle femme », comme elle dit, et c'est à peine si on pouvait trouver alors trace de sa tumeur.

OBSERVATION LXXVIII (L. Tait).

43 ans, mariée, opérée le 12 février 1881. — 22 juillet 1885. Il y a aujourd'hui quatre ans qu'elle a été opérée et elle est remarquablement bien, elle n'a jamais été aussi bien portante de sa vie.

OBSERVATION LXXIX (L. Tait).

38 ans, célibataire, opérée le 20 avril 1881. J'eus beaucoup de peine à trouver les annexes, car ils étaient placés en bas et en arrière de la tumeur, et pendant un moment je craignis de ne pouvoir atteindre ceux du côté

droit. Je réussis cependant à les enlever complètement
en coupant la trompe de Fallope tout contre la corne
utérine. J'estimai que la tumeur pesait environ 5 livres.
Elle guérit rapidement de l'opération. Elle vient justement de venir me voir, et elle m'a dit qu'elle n'avait
jamais vu le plus léger indice de menstruation depuis la
période menstruelle qui suit toujours l'opération. Aujourd'hui on ne peut découvrir le moindre vestige de la
tumeur : elle a entièrement disparu. 6 octobre 1887.

Observation LXXX (L. Tait).

43 ans, mariée, opérée le 15 juin 1881. — 5 avril 1883.
Elle n'a jamais eu la plus légère apparence de menstruation depuis l'opération et sa santé est parfaite; la tumeur a complètement disparu.

Observation LXXXI (L. Tait).

47 ans, mariée, opérée le 17 juin 1881. — 2 août 1884.
La tumeur dépassait l'ombilic de 3 centimètres environ
et l'incision nécessaire pour arriver jusqu'aux annexes
atteignit presque cette limite. Elle guérit facilement et
depuis, elle n'a jamais perdu une goutte de sang par
l'utérus après sa convalescence. Il y a dix jours, elle
commença subitement à souffrir de symptômes d'obstruction intestinale, et comme ils résistèrent à tous les
moyens ordinaires, je lui ouvris l'abdomen pour la se-
conde fois, mercredi dernier 23 juillet. Je craignis naturellement que l'obstruction ne fût due à quelque adhérence de l'intestin au moignon de la première opération,
mais je suis heureux de dire que mes craintes étaient

sans fondement. Je pratiquai l'entérotomie ; mais elle ne survécut à l'opération que quinze heures. Le docteur Saundby fit l'autopsie et enleva l'utérus tout entier. Le myôme s'était réduit au volume d'une petite orange, volume qui était moins du dixième de ce qu'il était il y a trois ans. Il n'y avait aucune trace d'ovaires, de trompes, de moignons ni de ligatures. La pièce est au musée du Royal College of Surgeons.

OBSERVATION LXXXII (L. Tait).

38 ans, célibataire, opérée le 25 août 1881. — La menstruation, qui se montra après l'opération, cessa le 30, et ne s'est jamais plus montrée depuis le 30 janvier 1882. Elle s'est mariée en juillet de la même année, et eut un léger écoulement menstruel un an après son mariage. Le 13 juillet 1884 elle était en parfaite santé.

OBSERVATION LXXXIII (L. Tait).

40 ans, mariée, opérée le 19 novembre 1881. — 22 juillet 1885. Elle n'a été réglée que trois fois depuis l'opération, à des intervalles irréguliers, très légèrement et sans douleur. L'utérus est tout à fait sessile et on ne peut découvrir aucune trace de tumeur.

OBSERVATION LXXXIV (L. Tait).

36 ans, opérée le 4 janvier 1882. — 22 novembre 1883. Elle avait eu trois périodes menstruelles peu abondantes depuis l'opération, ne durant que quelques minutes. J'estimai que la tumeur n'avait plus que le tiers de son volume primitif.

Observation LXXXV (L. Tait).

42 ans, mariée, opérée le 4 janvier 1882. —Cette malade a été régulièrement réglée depuis l'opération, mais la quantité a diminué La tumeur a aujourd'hui un grand volume ; la malade meurt peu après par suite de son développement.

Observation LXXXVI (L. Tait).

46 ans, mariée, opérée le 29 janvier 1882. — 16 juillet 1885. Elle est très bien portante et n'a jamais été si bien depuis nombre d'années. Elle est réglée de temps en temps, mais sans grande douleur ; depuis un an la malade n'a rien vu ; la tumeur semble aussi avoir beaucoup diminué.

Observation LXXXVII (L. Tait).

45 ans, mariée, opérée le 13 mars 1882.—Juillet 1885. Elle n'a jamais été réglée depuis l'opération et se porte très bien.

Observation LXXXVIII (L. Tait).

49 ans, célibataire, opérée le 21 mars 1882. — Elle n'a jamais été réglée depuis son opération et la tumeur a diminué de moitié.

Observation LXXXIX (L. Tait).

45 ans, mariée, opérée le 29 mars 1882. — J'ai vu la malade il y a quelques mois. Elle jouit d'une parfaite santé, n'a jamais été réglée depuis l'opération et la tumeur a presque entièrement disparu.

Observation XC (L. Tait).

Mariée, opérée le 29 mars 1882. — Cette malade n'a jamais été réglée après l'opération, mais il s'est développé une tumeur maligne de l'épiploon et elle est morte au mois d'août qui suivit l'opération, c'est-à-dire, cinq mois après.

Observation XCI (L. Tait).

46 ans, célibataire, opérée le 27 avril 1882. — 21 juillet 1885. Du 20 au 25 août 1882, la menstruation se montra comme d'habitude, ainsi que du 12 au 22 décembre. En janvier 1883, elle eut une perte qui persista pendant une quinzaine de jours et reparut, pendant trois ou quatre jours, en février. Depuis cette époque elle n'a plus eu aucun écoulement menstruel ou leucorrhéique.

Observation XCII (L. Tait).

35 ans, mariée, opérée le 16 juin 1882. — 15 octobre 1884. Elle n'a jamais été réglée depuis l'opération, l'utérus était parfaitement sessile et on ne pouvait découvrir aucune trace de tumeur.

Observation XCIII (L. Tait).

35 ans, mariée, opérée le 16 juin 1882. — 27 juillet 1885. Elle n'a jamais été menstruée depuis l'opération.

Observation XCIV (L. Tait).

44 ans, mariée, opérée le 27 juin 1882. — 15 juillet 1885. Elle n'a jamais été réglée depuis l'opération ; la tumeur a considérablement diminué de volume et la corne qu'on sentait à droite a complètement disparu.

Estrada.

Observation XCV (L. Tait).

45 ans, mariée, opérée le 13 juillet 1882. — Février 1885. Elle avait été réglée de temps en temps, mais très peu abondamment. Le myôme avait considérablement diminué de volume.

Observation XCVI (L. Tait).

32 ans, mariée, opérée le 9 septembre 1882. — 15 juillet 1885. Elle n'a jamais été réglée depuis l'opération. La tumeur a entièrement disparu et sa santé est parfaite.

Observation XCVII (L. Tait).

40 ans, célibataire, opérée le 29 septembre 1882. — 18 juin 1885. Elle n'avait jamais été réglée depuis l'opération. J'ai trouvé l'utérus tout à fait sessile et on ne pouvait découvrir aucune trace de tumeur.

Observation XCVIII (L. Tait).

46 ans, célibataire, opérée le 20 octobre 1882. — 21 mai 1883. Elle n'a pas été réglée depuis l'opération et elle jouit d'une parfaite santé, mais la tumeur n'a pas changé.

Observation XCIX (L. Tait).

43 ans, célibataire, opérée le 21 octobre 1882. — Juillet 1875. Elle n'a pas été réglée depuis deux ans ; elle n'a pas été indisposée plus de trois fois depuis l'opération.

Observation C (L. Tait).

18 ans, célibataire, opérée le 6 novembre 1882. — 14 juillet 1885. Elle n'a jamais été réglée depuis l'opéra-

tion et elle jouit d'une excellente santé. Je ne pus découvrir aucune trace de la tumeur.

OBSERVATION CI (L. Tait).

42 ans, mariée, opérée le 18 décembre 1882. — 16 juillet 1885. Elle n'a jamais été menstruée depuis l'opération, excepté neuf mois après environ où il y eut un très léger écoulement. La tumeur aujourd'hui n'est pas plus grosse que le poing fermé. Elle est libre dans le bassin qu'elle occupe avec l'utérus. Avant l'opération elle atteignait presque l'ombilic.

OBSERVATION CII (L. Tait).

Mariée, opérée le 12 février 1883. — Cette malade est morte subitement un an après l'opération. Elle n'avait jamais été réglée pendant cette période. On trouva que la tumeur avait diminué et on ne put découvrir aucune trace de ligature ou du moignon.

OBSERVATION CIII (L. Tait).

49 ans, mariée, opérée le 16 mars 1883. — 17 juillet 1885. La tumeur a aujourd'hui environ le volume d'une balle de cricket. Elle n'a jamais eu de ménorrhagie depuis l'opération, et elle n'a été réglée que deux fois, une fois plutôt abondamment, vers la fin de juin 1884, et l'autre légèrement, en février 1885.

OBSERVATION CIV (Lee).

Soc. obst. de New-York, 4 mai 1886. *Americ. J. of obst.*

Fibrome sessile. Castration. Guérison. Cette opération fut ici pratiquée pour une tumeur intra-utérine ; le dan-

ger de la perforation fit renoncer à l'énucléation ordi-
naire. Elévation de température, puis guérison.

OBSERVATION CV (Halliday Croom).
Soc. obst. d'Edimbourg, 13 janvier 1886. *Edinb. méd. J.*,
avril.

Volumineuse tumeur fibroïde. Castration. Convalescence rapide; arrêt des pertes de sang. Réduction très
considérable de la tumeur trois semaines après l'opération.

OBSERVATION CVI (M. Price).
Meeting med.-chir. de Maryland, 2 septembre 1886.
In New-York m. J., septembre 1886.

Utérus atteint de dégénérescence fibromateuse diffuse,
présentant le volume de la matrice à 3 mois de grossesse.
Sa forme est irrégulière, noduleuse. Adhérences pel-
viennes. Les ovaires présentèrent après l'opération de
nombreuses poches remplies de pus. Trompes élargies,
mais sans contenu purulent. Particularité curieuse du
cas : absence d'hémorrhagie pendant toute la durée de
la maladie. Au contraire, le flux menstruel, quoique irré-
gulier, fut toujours pâle et peu abondant. Douleurs cui-
santes pendant le coït. Sensibilité extrème de la région
ovarique. Oophorectomie. Après l'opération, la malade
se rétablit entièrement, n'accuse plus de douleurs.

OBSERVATION CVII (Fraipont).
Annales de la Soc. méd.chir. de Liège.

Opération faite par Winivarter. Le fibrome ne put être
extrait; il était rattaché à l'utérus par un pédicule volu-

mineux. Winivarter considère l'hystérectomie comme
trop dangereuse, il enlève les ovaires. La malade se remit
très bien de l'opération ; revue depuis, elle est et se croit
guérie. Elle avait tous les symptômes classiques.

Observation CVIII (Goodell).

Société obstét. de Philadelphie, séance du 5 novembre 1885.

Femme de 37 ans. Fibromes multiples. Hémorrhagies.
Mesurée avec la sonde, la cavité utérine a 7,5 pouces
(19 centimètres). Oophorectomie. L'opérée se rétablit
promptement. Les symptômes douloureux et les hémorrhagies disparaissent. La cavité utérine est réduite à
8 centimètres.

Observation CIX (Lebedjeff).

Fibro-myôme. Le fond de la tumeur remonte à 15 centimètres au-dessus du pubis. Accroissement rapide de
cette masse. Hémorrhagies abondantes. Castration. Un
mois après, les tumeurs n'atteignent plus que 10 centimètres ; deux mois après, 7 centimètres. Les hémorrhagies ont totalement disparu. Guérison.

Observation CX (Lenger).

Soc. méd. chir. de Liège, mars 1886.

Fibro-myômes utérins. Hémorrhagies incoercibles.
Castration. Mort le neuvième jour.

Observation CXI (Inédite, L. Championnière).

Tumeur fibreuse intra-utérine non pédiculée.—Castration.

B... (Julie), 45 ans. Entrée le 15 mai 1888 à l'Isolement,
n° 5, service de M. Championnière, hôpital Saint-Louis.

Réglée à 13 ans. Règles irrégulières et abondantes. Elle a eu quatorze grossesses.

Début de la maladie. — Il y a dix ans que la malade aurait commencé à sentir des douleurs dans le bas-ventre et principalement dans la fosse iliaque gauche. Les règles étaient toujours très abondantes.

En décembre 1886 la malade est entrée à l'hôpital Saint-Antoine, service de M. Marchand, pour une rétention d'urine; on porta alors le diagnostic de fibrome.

La malade est déjà entrée dans le service au mois de février de cette année pour des hémorrhagies abondantes.

Etat actuel. — Douleurs sourdes, continuelles, à la région antéro-latérale gauche de l'abdomen. Par la palpation on sent une tumeur très douloureuse à la pression, correspondant au siège des douleurs sus-indiquées.

Elle est lisse et remonte à 5 ou 6 travers de doigt au-dessus du pubis.

Par le toucher vaginal on trouve une tumeur dure, douloureuse au niveau du col, écartant les lèvres de l'orifice. Le col est dilaté comme une pièce de 2 francs environ. Les lèvres rigides sont amincies. On peut introduire le doigt entre ces lèvres et la tumeur dans une certaine étendue, mais bientôt le doigt est arrêté par les adhérences de la tumeur à la cavité utérine.

La tumeur est lisse, résistante, arrondie au toucher; elle subit des déplacements très limités.

Opération le 28 mai 1888.

Les ovaires et les trompes sont enlevés. Les ovaires présentent de petits kystes.

Le 13 juin on retire les fils profonds. Le bon état continue.

Observation CXII (L. Championnière).

In thèse Martin.

Corps fibreux de l'utérus. — Métrorrhagies. — Ovaralgie.
— Opération de Battey. — Guérison.

R... (Estelle), 24 ans. Entrée le 4 novembre 1888, service de M. Championnière, hôpital Saint-Louis. Quatre grossesses.

Maux de reins, de ventre. Sensation de pesanteur dans l'abdomen. Métrorrhagies abondantes. Au spéculum on aperçoit un petit corps fibreux à la lèvre antérieure du col. A la palpation on ne trouve rien de bien net.

Opération le 14 novembre 1888. Les deux ovaires sont enlevés.

Le 17. Il y a écoulement sanguin par le vagin.

Le 11 décembre elle quitte l'hôpital entièrement guérie.

Observation CXIII (Loebker).

In thèse Magnin.

Hémorrhagies. — Accidents hystériques. — Ovariotomie
gauche. — Guérison, par Carl Loebker. — Archiv für
Gynækologie, 1879, vol. XIV, p. 453.

La malade souffrait de pertes abondantes, irrégulières, qui avaient toutefois un caractère mensuel et qui parurent après l'extirpation d'un polype du col. Elles se produisaient toutes les quatre semaines et duraient quatorze jours. Petit fibro-myôme de la paroi antérieure.

8 janvier 1879. Castration.

L'ovaire gauche fut facilement extirpé.

L'ovaire droit, de grandeur normale, était si adhérent qu'il ne pouvait sûrement pas fonctionner. Il fut laissé en place.

Guérison normale.

La malade a repris des forces. Des traces de sang ont paru deux fois, mais ne peuvent pas être considérées comme règles. Pas de pertes.

OBSERVATION CXIV (Fehling).
In thèse Magnin, Paris, 1886.

Fibrome et accidents hystériformes. — Castration. — Guérison opératoire. — Légère amélioration (des accidents hystériformes), par H. Fehling. *—Zehn Castratio-nen, Archiv. für Gynækologie, 1884, vol. XXII,* p. 441. (Obs. résumée.)

Mlle E. E..., 33 ans.

Examen (un an avant l'opération).

Col hypertrophié, surtout dans sa partie postérieure.

Corps de l'utérus hypertrophié (analogue à l'utérus du 3ᵉ mois de la grossesse). Tumeur dure dans la portion postérieure et supérieure; petite tumeur ronde, pédiculisée sur la paroi antérieure; la cavité est large, 3 centimètres plus longue que la normale. L'opération fut conseillée surtout pour obtenir l'arrêt du développement du fibrome qui augmentait rapidement de volume.

9 décembre 1881. Opération. Extirpation des deux ovaires.

Le 6e jour, apparition d'écoulement sanguin par le vagin qui dura quatre semaines. Convalescence lente. Les règles n'ont jamais reparu et la tumeur a diminué de volume.

OBSERVATION CXV (Segond).
Annales de gynécologie, juin 1888.

Fibrome utérin sous-péritonéal dans la fosse iliaque droite. — Troubles dysménorrhéiques. — Ablation de l'ovaire et de la trompe gauches. — Guérison.

Femme de 26 ans. Réglée à 16 ans; elle a eu quatre grossesses normales. La malade entre à l'hôpital Necker le 24 août 1886. L'examen de l'abdomen ne laisse aucun doute sur le diagnostic : il s'agit d'un fibrome utérin sous-péritonéal gros comme une tête de fœtus à terme et couché dans la fosse iliaque droite. L'ovaire droit est impossible à sentir par le toucher. L'ovaire gauche se laisse, au contraire, facilement percevoir; il ne semble pas augmenté de volume, mais il est très douloureux à la pression. L'utérus fait corps avec la tumeur.

Le col est très élevé, entr'ouvert, petit et non ulcéré. La cavité utérine mesure 9 centimètres. La continuité des douleurs, leur intensité suffisante pour empêcher tout travail, leur intolérable exacerbation au moment des règles et l'amaigrissement progressif me conduisent à proposer une intervention chirurgicale qui est du reste très désirée par la patiente.

Le 17 septembre 1886, je pratique la laparotomie. Des

adhérences solides fixent la tumeur dans la fosse iliaque droite et les anses intestinales lui adhèrent intimement. Dans ces conditions, je me décide pour la castration. J'enlève d'abord l'ovaire et la trompe gauches, puis après réduction du pédicule, je recherche les annexes droites, mais, en dépit de manœuvres très attentives, je ne puis y réussir. Je me résigne, donc, à refermer la plaie après quarante minutes d'opération. Dix points de suture au fil d'argent, cinq points superficiels sont nécessaires pour refermer la plaie que j'ai dû étendre à 4 centimètres au-dessus de l'ombilic. Suites opératoires très simples. Le thermomètre s'élève à 37°, 8 le soir du deuxième et du troisième jour, puis à partir du quatrième jour la température reste normale.

L'opérée urine seule dès le 18 et la première selle a lieu spontanément le 21 ; j'enlève les fils le 25 septembre. La malade se lève le 5 octobre et quitte l'hôpital le 25 avec une ceinture hypogastrique.

J'ai revu cette opérée plusieurs fois depuis mon intervention. Les souffrances n'ont plus reparu. Les règles, de durée normale, ne s'accompagnent plus d'aucun phénomène douloureux ; elle a retrouvé son embonpoint, repris son activité et la tumeur semble stationnaire. Son volume ne s'est pas modifié depuis l'opération.

Observation CXVI (Segond).
Annales de gynécologie, juin 1888.

Fibrome utérin interstitiel. — Utérus régulièrement développé, dépassant un peu le niveau de l'ombilic. — Métrorrhagies profuses. — Ablation des ovaires et des trompes. — Guérison.

Femme de 40 ans, réglée à 13 ans ; elle a eu deux enfants. Depuis huit ans les règles sont devenues beaucoup plus abondantes. Depuis cinq ans la santé générale s'est profondément altérée.

Cette malade m'est adressée, en septembre 1886, par mon ami le D' Celicres. Je constate tous les signes d'un volumineux fibrome interstitiel. L'utérus, régulièrement développé, assez mobile, remonte à deux travers de doigt au-dessus de l'ombilic. Le col, sain et peu volumineux, est très élevé. L'ovaire gauche se laisse percevoir par la palpation ; mais l'ovaire droit est inaccessible. L'état général est médiocre et la malade très affaiblie. Je fais la laparatomie le 17 septembre 1886. Après ouverture du ventre, je constate que je puis, à volonté, pratiquer sans difficulté soit l'amputation supra-vaginale, soit la double castration ovarienne. J'opte pour cette dernière opération. Les deux ovaires et les deux trompes sont excisés suivant les règles habituelles, les pédicules liés à la soie phéniquée sont réduits, la toilette péritonéale faite à l'éponge et la plaie abdominale suturée au fil d'argent (neuf points profonds et quatre superficiels). Le tout est terminé en 40 minutes.

L'hémorrhagie utérine, encore assez abondante au moment de l'opération, s'arrête trois jours après. La miction se fait sans le secours de la sonde à partir du troisième jour et la première selle a lieu spontanément le quatrième jour. La température s'élève à 38° le soir du deuxième jour, à 38°,5 le soir du troisième jour et redevient normale le quatrième. Bref, pendant huit jours aucun accident ne vient troubler la guérison; l'état général est bon et l'appétit particulièrement vif. Le neuvième jour j'enlève les fils à dix heures du matin. La cicatrisation est parfaite. Vers deux heures de l'après-midi l'opérée, très calme depuis le matin, est prise d'une violente quinte de toux pendant laquelle elle éprouve une douleur vive au niveau de la cicatrice, avec sensation de déchirure et tendance à la syncope. La surveillante, en soulevant la partie du pansement, constate que la plaie désunie laisse échapper les anses intestinales.

M. Clado, interne du service, est appelé en toute hâte; il défait le pansement, lave soigneusement les anses herniées, les réintègre dans l'abdomen et procède à la suture des lèvres de la déchirure qui s'étend à presque toute la hauteur de la cicatrice abdominale. Dans la soirée l'état général reste alarmant. La face est tirée et la dépression profonde. Le lendemain la situation est la même.

Cependant il n'y a pas de vomissements et le ventre un peu météorisé n'est pas douloureux à la pression. Le surlendemain tout péril semble écarté, les forces reviennent peu à peu et, dix jours après, j'enlève les fils placés par M. Clado. La cicatrisation est parfaite. Néanmoins je soutiens la région à l'aide d'une suture sèche au collodion. Huit jours après la malade se lève et peut être considérée comme guérie.

J'ai revu cette malade tout récemment. Depuis son opération, c'est-à-dire depuis près de deux ans, elle n'a pas perdu une goutte de sang. Elle a repris sa bonne mine, son embonpoint et son activité. Enfin, son fibrome est atrophié. Le fond de l'utérus, qui remontait au-dessus de l'ombilic, avant l'intervention, est maintenant au ras du pubis. Cette atrophie remarquable s'est produite dans les quatre mois qui ont suivi l'opération.

OBSERVATION CXVII (Segond).

Annales de gynécologie, juin 1888.

Fibrome interstitiel. — Hémorrhagies profuses et très graves. — Ablation des ovaires et des trompes. — Guérison.

Femme de 40 ans, réglée à 11 ans; elle a eu trois grossesses. Depuis onze ans environ les métrorrhagies ont pris des proportions inquiétantes. C'est en mai 1886 que je vois pour la première fois cette malade. Très amaigrie, elle est pour ainsi dire condamnée à l'immobilité dans le décubitus dorsal. La prostration est extrême et les téguments ont, on peut le dire, la pâleur de cire. Le diagnostic est d'ailleurs fort simple. On constate en effet tous les signes d'un fibrome interstitiel de moyen volume. Le fond de l'utérus remonte à deux travers de doigt au-dessous de l'ombilic. Le col est élevé, entr'ouvert, curieusement décoloré et non ulcéré. La mobilité parfaite de l'utérus et sa forme régulière démontrent qu'une amputation supra-vaginale serait des plus simples à pratiquer, mais l'affaiblissement de la malade est tel qu'une opération de cette importance ne serait probablement pas supportée. Je me décide donc pour la castration ovarienne.

Je pratique cette opération le 24 mai 1886, l'opération se fait vite et très facilement. Incision de la paroi abdominale de l'ombilic au pubis et sur la ligne médiane, ablation des ovaires et des trompes. Ligature des pédicules à la soie phéniquée, réduction des pédicules, toilette péritonéale rapide. Suture de la plaie abdominale (sept fils d'argent profonds et quatre superficiels) et pansement. Le tout est terminé en 30 minutes.

Le 25 au soir la température monte à 38°,5. Dans la nuit il se produit une sorte de dyspnée avec tendance syncopale, sueurs froides et météorisme excessif. Cette crise se termine par une abondante émission de gaz intestinaux dont la surveillante facilite la sortie en introduisant une sonde œsophagienne dans le rectum. Le 26, la malade est calme et sans fièvre. Elle urine seule. Un purgatif léger provoque une selle facile. Jusqu'au 28, la température reste normale et aucun accident ne se produit.

Le 28 au soir, nouvelle ascension de la température (38°) et, dans la nuit, nouvelle crise de dyspnée avec météorisme. Cette crise dure une heure et se termine cette fois encore par l'émission d'une grande quantité de gaz.

Le 29, la température est normale et la guérison suit désormais son cours sans nouvel incident. Les fils sont enlevés le 4 juin avec le premier pansement. La malade se lève huit jours après.

— 93 —

J'ai revu cette opérée trois mois après l'intervention :
son fibrome avait alors notablement diminué, car le fond
de l'utérus s'élevait à peine au-dessus du pubis. Quant
aux pertes, elles n'avaient pas reparu. Pendant les six
ou huit mois qui ont suivi, j'ai eu des nouvelles régulières et j'ai su que la cessation des pertes ne s'était pas
une seule fois démentie. J'ai donc suivi cette malade
pendant un an encore et, depuis, je ne sais ce qu'elle est
devenue. Son état général était si profondément altéré
par les pertes antérieures et par l'usage immodéré des
injections de morphine, que j'ai toujours douté du réta-
blissement définitif de sa santé. Mais, quel qu'ait été
·son sort, le résultat de mon intervention n'a pas moins
été remarquable. Cette malade allait mourir par hémorrhagie, la double castration ovarienne l'a sauvée en ar-
rêtant définitivement les pertes et en provoquant l'atrophie rapide du fibrome.

Observation CXVIII (Segond).

Annales de gynécologie, juin 1888.

Petits fibromes interstitiels chez une femme antérieure-
ment opérée pour un polype fibreux. — Métrorrhagies
légères, crises dysménorrhéiques très douloureuses. —
Double castration ovarienne. — Guérison. — Cessation
des règles et des souffrances.

Il s'agit d'une femme de 37 ans, réglée à 11 ans et
multipare (2 grossesses), à laquelle j'ai enlevé, en mai
1886, un volumineux polype fibreux de l'utérus. Les deux
ou trois mois qui ont suivi, il n'y a eu ni pertes ni dou-

leurs. Puis, au bout de ce temps, les règles sont devenues très douloureuses.

Depuis lors, les crises dysménorrhéiques ont résisté à
tous les efforts de la médication calmante; elles se sont
notablement accrues en intensité et en durée; finalement
j'ai conseillé l'ablation des ovaires. J'ai pratiqué cette
opération le 26 septembre 1887 à la Charité avec l'assistance de mes collègues MM. Nélaton et Quénu. L'opération s'est effectuée rapidement, facilement et suivant
le manuel opératoire habituel. J'ai enlevé les deux ovaires
et les deux trompes. L'utérus, peu développé, paraissait
contenir deux ou trois petits fibromes enchâssés, comme
des billes, vers le fond de l'organe. Les suites de l'opération ont été fort simples. La température n'a pas dé-
passé 37°,6. Les fils ont été enlevés le huitième jour. La
malade s'est levée le dix-huitième et elle a quitté l'hôpital le 27 octobre.

Depuis l'opération, depuis huit mois par conséquent,
la malade n'a plus eu ses règles; elle a repris son embonpoint et retrouvé son activité ; enfin, ses douleurs
abdominales n'ont plus reparu. Par contre elle est, depuis fin janvier, tourmentée par des hématémèses assez
abondantes qui surviennent à intervalles variables sans
périodicité jusqu'ici bien accusée. Cet accident est, je
l'espère, sans gravité, mais il ne constitue pas moins
une complication fâcheuse qui m'impose encore un certain nombre de réserves au point de vue de la valeur définitive des bienfaits conférés par mon intervention.

Observation CXIX (Duplay).
Arch. gén. de méd., 1885.

Métrorrhagies pour fibrome utérin ; castration ; guérison.

Marie S..., âgée de 30 ans, entrée le 7 mars 1883, salle Sainte-Geneviève, service de M. Siredey. Réglée à 14 ans. Une grossesse.

A l'examen en 1884, M. Siredey trouve un petit fibrome, gros comme une noix, dans la paroi gauche de l'utérus et à sa partie supérieure.

Opération le 27 juin. Jusqu'au mois d'août, même année, il y a eu une métrorrhagie légère survenant périodiquement à la fin de chaque mois et accompagnée de molimen hémorrhagique.

Le 24 mars 1885, la malade va très bien. Depuis le mois d'août il n'y a eu trace d'hémorrhagie. L'utérus est très libre ; il est un peu volumineux, sans tumeur ni bosselure appréciable.

Observation CXX (S. Duplay).
Arch. gén. de méd., 1885.
*Métrorrhagies incoercibles ; fibro-myôme utérin ;
castration.*

P... (Élise), 26 ans, célibataire, entre le 12 août 1879, dans le service de M. Siredey, à l'hôpital Lariboisière, salle Sainte-Geneviève, n° 27. Réglée à 13 ans. Pas de grossesses. Elle est profondément anémique et déjà cachectique à son entrée. A l'examen, M. Siredey trouve un petit fibrome du volume d'une mandarine environ, situé sur la partie latérale droite de l'utérus. Col vierge, utérus mobile; tumeur accessible quand on déprime l'utérus avec la main gauche.

· Quinze mois environ après M. Duplay trouve le corps fibreux augmenté de volume. On peut le sentir entre le doigt placé dans le cul-de-sac antérieur du vagin et la main pratiquant la palpation abdominale Les autres culs-de-sac sont libres.

Ablation des ovaires pratiquée le 27 novembre 1880. Guérison opératoire. Etat général excellent. Hémorrhagies pendant les huit mois qui ont suivi l'opération, ayant cessé complètement après. A l'examen, en octobre (dix mois après opération), on trouve le col petit, et l'utérus mobile. Il est impossible d'arriver au point occupé par le fibrome. La malade meurt dans le courant du dixième mois après l'opération de mal de Bright (?).

En incisant l'utérus d'avant en arrière, on constate dans le fond un fibrome du volume d'une mandarine, faisant saillie dans la cavité utérine.

OBSERVATION CXXI (Monod).
Soc. de chirurgie, 1886.

Castration. Corps fibreux inopérable, pertes dangereuses, ablation assez facile des deux ovaires et des deux trompes, il y a un an. Depuis les règles ont été continuelles et irrégulières et, il y a quelques mois, des hémorrhagies très considérables se sont reproduites. La femme a 38 ans, et M. Monod est d'avis de temporiser en attendant la ménopause. Le corps fibreux a notablement diminué de volume.

Observation CXXII (Salmanoff).
Soc. méd. de Saint-Pétersbourg, 1887.

Fibromes multiples. Tumeur assez grosse sous séreuse. Castration ; guérison. Les règles réapparaissent encore quatre fois après l'ablation des ovaires. Trois mois après l'opération la matrice a diminué de volume.

Observation CXXIII (Lebedjeff).
Goldenberg. Centralb. f. gyn., 1886.

Fibrome caverneux. Femme de 45 ans. Anémie extrême. Tous les traitements médicaux avaient échoué. Dans le choix de l'opération (myomotomie ou castration), la préférence fut donnée à cette dernière en raison de l'état de faiblesse extrême de la malade. La tumeur présentait avant l'opération le volume d'une tête d'adulte. La cavité utérine mesurait 15 cent. 05. La circonférence maximum de l'abdomen (à 3 travers de doigt au-dessus de l'ombilic) atteignait 84 centimètres. Castration le 20 janvier 1885, par Lebedjeff, à Saint-Pétersbourg. Les trois premières époques menstruelles se manifestèrent par une légère perte de sang ; puis la ménopause s'établit complète, et le 9 janvier 1886 la malade était présentée à la réunion de la *Soc. de méd. de Saint-Pétersbourg*, et l'on constatait *la disparition complète de la tumeur*, l'utérus mesurait 9 cent. 05.

Observation CXXIV (Jones).
Ablation des annexes.
Med. Record, 21 août 1886.

Fibromes ; salpingite chronique et à la fois ovaires

volumineux et kystiques. Femme de 35 ans, mariée depuis treize ans, deux enfants. Ménorrhagies. Fibromes sous-péritonéaux et intra-mûraux ; col lacéré ; prolapsus. Suites heureuses de l'opération : *diminution notable des tumeurs.*

OBSERVATION CXXV (Lenger).
Ann. de la Soc. méd. chir. de Liège, mai 1887.

Fibrome. Hémorrhagies ; castration ; guérison. Tumeur volumineuse déterminant des hémorrhagies abondantes et répétées ; douleurs violentes, constipation opiniâtre, vomissements fréquents, anémie prononcée.

La tumeur remonte très haut, a des adhérences avec l'épiploon ; on renonce, à cause de cela, à la myotomie. Castration.

Résultat : plus d'hémorrhagies, plus de constipation ni de vomissements ; la tumeur diminue et l'oophorectomie a suffi pour faire disparaître définitivement tous ces accidents.

OBSERVATION CXXVI (Terrillon).
Castration pour fibromes. — Soc. obst. et gyn.,
Paris, 9 février 1888.

Mme D..., âgée de 32 ans, bien portante et bien réglée jusqu'à l'âge de 27 ans passés, sans avoir eu d'enfants, vit à cette époque ses règles augmenter d'abondance et de durée. Cela débuta en 1882. Bientôt survinrent des métrorrhagies abondantes, notamment une en juin 1884. Bientôt se montrent tous les symptômes d'une anémie profonde et progressive avec nutrition incomplète. Peu après le début de ces pertes, elle commence à éprouver de la constipation opiniâtre avec épreintes violentes qui allèrent en augmentant. Elle remarqua aussi qu'une tumeur se développait dans l'abdomen, surtout à gauche.

Elle fut amenée à la Salpêtrière le 9 janvier 1885, à cause de son affaiblissement progressif, des pertes abondantes, et surtout de la compression du rectum, produisant des accidents d'étranglement passagers. La tumeur utérine remontait à l'ombilic, elle était immobilisée dans le bassin, et se prolongeait sur le cul-de-sac vaginal gauche ou elle comprimait le rectum. La cavité utérine était de 14 centimètres ; enfin toute la tumeur était immobilisée dans le bassin. Depuis le 9 janvier jusqu'au 24 mars, je fis tout pour combattre les hémorrhagies et surtout les accidents intestinaux qui simulent souvent l'étranglement interne. Enfin je résolus d'enlever les ovaires et les trompes, dans l'espoir d'arrêter les hémorrhagies, et peut-être d'empêcher le développement de la tumeur et d'atténuer ainsi les phénomènes de compression. L'opération fut assez pénible à cause de la recherche de l'ovaire et de la trompe gauches cachés derrière la tumeur. Il fallut faire une incision abdominale assez longue. Je constatai alors l'impossibilité de faire mouvoir la tumeur, et par conséquent le pédicule, elle remplissait la matrice et l'abdomen. Avant l'opération, je m'étais déjà rendu compte de cette impossibilité par le toucher. A partir de l'opération, qui n'eut aucune suite fâcheuse, les pertes sanguines cessèrent ; mais la compression intestinale persista et augmenta ensuite ; ni les purgatifs ni la sonde rectale longue elle-même, ne pouvaient franchir l'obstacle. Enfin, la malade mourut d'épuisement après cinquante-cinq jours avec des phénomènes d'étranglement interne chronique.

L'opération de Battey n'a été pour rien dans cette terminaison, et cependant elle a donné un bénéfice, car elle a arrêté les pertes; mais elle n'a rien pu contre la tumeur elle-même, et ces accidents de compression qui furent la cause de la mort.

VALEUR COMPARATIVE DE L'HYSTÉRECTOMIE ABDOMINALE ET DE L'ABLATION DES ANNEXES.

L'hystérectomie suivie de succès guérit radicalement les tumeurs fibreuses, mais quelle est sa mortalité?

Consultons les statistiques :

M. Schwartz (1) recueille 77 cas d'amputation supra-vaginale. Les opérateurs étaient Spencer–Wells, Bac-kel, Savage, Leopold, Olshausen, Billroth, Duplay, Ter-rier, Péan, L. Championnière, Périer, etc.

M. Schwartz trouve pour la méthode extra-péritonéale du pédicule, 43,4 morts pour 100 ; pour la méthode in-tra-péritonéale, 45,83 pour 100.

Il relève 30 cas d'hystérectomie du fond, du corps et des cornes, dont 16 cas pour la méthode extra-péritonéale avec 4 morts, soit 25 pour 100 de morts, et 14 cas pour la méthode intra-péritonéale avec 4 morts, soit 28,57 pour 100 de morts.

Bigelow (2) donne : Hystérectomie abdominale. Pédi-cule extra-péritonéal, 240 cas, 97 morts, soit 40 p. 100. Hystérectomie abdominale. Pédicule intra-péritonéal, 84 cas, 34 morts, soit 40,5 p. 100.

Bigelow fournit encore un total de 573 cas recueillis dans les différents pays :

(1) Schwartz. Revue de chirurgie 1883.
(2) Bigelow amer. j. of. obst. 1883 et 84 et Schwartz, art. Uté-rus, Dict. Jaccoud.

Angleterre..	222 cas	145 guérisons		77 morts.	
Amérique...	99 —	40	—	59	—
France	87 —	45	—	42	—
Allemagne..	137 —	78	—	59	—
Russie......	11 —	6	—	5	—
Hongrie	3 —	3	—	0	—
Espagne....	1 —	0	—	1	—
Italie	6 —	2	—	4	—
Suède......	7 —	3	—	4	—
	573 cas	322 guérisons		251 morts.	

Ce qui donne une moyenne de 46 p. 100 de mortalité.

Bigelow réunit encore les statististiques spéciales à certains opérateurs.

Gusserow et Vautrin (1) donnent des statistiques analogues. Nous les reproduisons ici.

Opérateurs.	Dates. Jusqu'à	Nombres des cas.	Guérisons.	Morts.	Pour cent.
Bantock...............	1883.......	22	20	2	9,5
Tait	1882	30	20	10	33
Spencer-Wells......	1881	40	19	21	52
Spencer-Wells......	1882	15	11	4	26.6
Thornton...........	1882.........	25	16	9	36
Kœberlé	1882	19	9	10	52
Billroth	1882	25	10	15	60
Schrœder...........	1882,.......	50	35	15	30
Schrœder...........	1882 à 1884.	50	32	18	32

(1) Vautrin. Traitement chir. des fibromes. Thèse agrég. 18·98

Hegar et Kaltenbach.	1881	12	11	1	8,3
Savage	1882	9	6	3	33
Thomas	1882	13	7	6	46
Burnham	1864	10	2	8	80
Kimball	1883	11	6	5	45,4
Péan	1881	52	34	18	34,6
Krapowsky	1876	5	2	3	60
Olshausen	1883	12	8	4	33
Kutter	1882	16	9	7	43,7
Ruith	1883	25	23	2	3
Kaltenbach	1883	10	9	1	10
Olshausen	1883 à 1884	17	12	5	29,5
Martin	1884	60	37	23	38,3
Braun	1884	16	10	6	37,5
Tauffer	1885	16	12	4	25,8
Gusserow	1885	20	12	8	40
Homans	1885	7	2	5	71,4
Péan	1881 à 1886	17	11	6	35

En 1886, M. Terrier a fait à l'hôpital Bichat 6 hystérectomies, dont 3 morts, soit 50 p. 100.

Krassofsky (1) a fait avant l'antisepsie 10 opérations, dont 6 morts, soit 60 p. 100 ; et avec l'antisepsie, 9 opérations, dont 2 morts, soit 22 p. 100.

Dirner (2) cite 31 cas de Tauffer, dont 6 morts, soit 19,3 p. 100. Il réunit les cas de Bantoch, Hegar, Schrœder, etc., soit 406 cas avec 133 morts, 32,7 p. 100. Il détaille ces 406 cas en : 96 cas par la méthode extra-péritonéale avec 12 morts, soit 12,5 p. 100 ; et 310 cas par la méthode intra-péritonéale avec 121 cas, soit 39 p. 100.

(1) J. d'obst. et de gyn. de St-Pétersb., 1887.
(2) Centralb. f. gyn. 1887.

Voici maintenant quelques chiffres que nous avons pu recueillir :

Hégar..............	8 cas	1 mort.	soit 12,5 0/0
Kaltenbach	7 —	1 —	— 14,3 —
Hofmeier (1) procédé de Schrœder	58 —	18 —	— 31 —
Atherton (2)	2 —	1 —	— 50 —
Dupont (3)............	3 —	1 —	— 33,3 —

Enfin voici le tableau des observations que nous rapportons dans le chapitre précédent :

Tillaux...............	15 cas	7 morts.	soit 45 0/0

En 1887, M. Tillaux a eu 5 succès sur 6 hystérectomies.

Peyrot...........	1 cas			1 mort.
Thiriar..	1 —	1 guérison		
Terrier...........	1 —	1 —		
Championnière....	1 —			1 —
Terrillon	16 —	11 —	5 —	
Valerani	2 —	2 —		
Fraipont..........	1 —	1 —		
Calderini.........	1 —			1 —
Dallas............	1 —	1 —		
Halliday Croom ...	1 —			1 —
Isnardi	1 —	1 —		
Jackson..........	1 —			1 —
Solowjeff.........	1 —	1 —		
Léopold...........	1 —	1 —		

(1) La myotomie. Stuttgard 1886.
(2) Soc. méd. du comté de Kings, 2 et 3 sept.
(3) Soc. méd. de la Suisse romande, 15 nov. 1885.

Schramm.........	1 cas	1 guérison	
Vogelius	1 —		1 mort.
Lebedjeff.........	1 —	1 —	
Inverardi.........	1 —		1 —

Ajoutons encore quelques faits recueillis çà et là.

Muller	1 —	1 —	
L. Tait...........	1 —	1 —	
Richelot	1 —		1 —
Montgomery (Med. News., 1885)...	1 —		1 —
Allen (Med. Record, 1886)..........	1 —	1 —	
Mann. (Amer. J. of obst., 1887).....	4 —	4 —	
Prokoffjewa (Soc. med. Russe,1887)	1 —	1 —	
Parkes (Am. J. of obst., 1887).....	1 —	1 —	

De sorte que nous avons rassemblé au total 60 observations récentes sur lesquelles nous relevons 21 morts, c'est-à-dire, que nous trouvons ici une mortalité de 35 p. 100.

En réunissant toutes les moyennes que nous avons données, en les additionnant, puis en les divisant par le nombre des statistiques qu'elles représentent, nous obtiendrons ainsi la moyenne de toutes ces moyennes.

Schwartz	43,4 0/0
—	45,83 —
—	25 —
—	28,57 —
Bigelow	40 —

Bigelow............	40,5	0/0
—	46	—
Bantock............	9	—
Tait	33	—
Spencer Wells.......	52	—
—	26,6	—
Thornton	36	—
Kœberlé............	52	—
Billroth	60	—
Schræder	30	—
—	32	—
Hegar et Kaltenbach .	8,3	—
Savage	33	
Thomas	46	—
Burnham	80	—
Kimball	45,4	—
Péan..............	34,6	—
—	35	—
Krapowsky	60	—
Olshausen...........	33	—
—	29,5	—
Kutter.............	43,7	—
Ruith..............	3	—
Kaltenbach..........	10	—
Martin.............	38,3	—
Braun	37,5	—
Tauffer	25,8	—
Gusserow	40	—
Homans............	71,4	—
Terrier	50	
Krassofsky..........	41	—
Dirner.............	19,3	—
—	32,7	—
—	12,5	—
—	39	—

Hegar	12,5	0/0
Kaltenbach	14,3	—
Hofmeier	31	—
Atherton............	50	—
Dupont	33,3	—
Tillaux	45	—
Notre statistique donne	35	—

La moyenne de toutes ces statistiques amène un chiffre de 35,93 p. 100 de mortalité.

Observons que les statistiques sont d'autant moins mauvaises qu'elles sont plus récentes (voir celles de Hegar, de Kaltenbach, etc.).

L'hystérectomie est donc en progrès. Mais en même temps, remarquons que des opérateurs tels que Péan, Olshausen, Schrœder, etc., ont en moyenne une statistique de 33 à 35 p. 100 de mortalité, chiffre qui est analogue au nôtre.

Cherchons maintenant quelle est la mortalité de la castration pour fibrome. La thèse de Tissier va nous permettre d'être beaucoup plus rapide dans cet exposé.

Wiedow et Tissier donnent une moyenne de 14,6 p. 100 de mort. Voici maintenant les cas que nous avons pu rassembler dans les journaux et publications depuis 1885 :

Le Dentu........	1 cas	1 guérison		
Terrillon........	5 —	4	—	1 mort.
Lawson Tait.....	42 —	42	—	
Lee	1 —	1	—	
Halliday Croom..	1 —	1	—	
Price	1 —	1	—	
Fraipont	1 —	1	—	

Goodell	1 cas	1 guérison	
Lebedjeff............	1 —	1 —	
Lenger	1 —		1 mort.
L. Championnière.	2 —	2 —	
Loebker..........	1 —	1 —	
Fehling	1 —	1 —	
Segond...........	4 —	4 —	
Duplay...........	2 —	2 —	
Monod...........	1 —	1 —	
Salmanoff.........	1 —	1 —	
Lebedjeff.........	1 —	1 —	
Jonès	1 —	1 —	
Lenger...........	1 —	1 —	
Robson...........	3 —	3 —	
Goldenberg.......	1 —	1 —	
Salin et Wallis...	1 —		1 —
Wilson...........	1 —	1 —	

Nous avons ainsi obtenu un total de 76 castrations
sur lesquels nous ne relevons que 3 morts, c'est-à-dire
que nous en arrivons au chiffre de 4 0/0 de mortalité. Ce chiffre est évidemment trop faible. On pourra
lui reprocher de n'être basé que sur une série d'opérations publiées précisément parce qu'elles ont été heureuses. Aussi sommes-nous très disposé à n'en pas tenir
le moindre compte. Nous acceptons le chiffre donné par
Tissier à savoir 14,6 0/0, tout en croyant que ce
chiffre est trop élevé, car on admettra bien volontiers
que la castration profite, comme l'hystérectomie, des
progrès que fait aujourd'hui la chirurgie. . . . .

En nous tenant à la mortalité de 14 0/0 produite par
la castration, nous devons la comparer à celle de l'hystérectomie abdominale qui est de 35 0/0. C'est-à-dire,

que du fait seul de l'intervention, il y a au moins deux fois plus de femmes qui meurent dans un cas que dans l'autre.

Quelles sont donc les causes de la mort, pour expliquer cette très notable différence?

Nous rencontrons pour les deux opérations des causes analogues, à savoir l'hémorrhagie, la septicémie locale ou générale, lente ou rapide, le choc et les phénomènes nerveux réflexes (L. Championnière) (1).

Les chances d'hémorrhagies et de septicémie sont à peu près les mêmes pour les deux opérations, si toutefois on admet qu'il est aussi simple d'exercer une constriction efficace sur le pédicule toujours volumineux de l'hystérectomie que sur celui de la castration. Mais dès qu'on étudie le choc et les accidents réflexes, on voit de suite que la différence est des plus marquée et toute à l'avantage de la castration. D'ailleurs, il est évident, à priori, que le traumatisme opératoire est bien plus considérable dans un cas que dans l'autre.

La castration elle aussi peut déterminer des accidents réflexes graves du côté du cœur et de la respiration, mais ces accidents sont beaucoup moins à redouter dans les opérations pratiquées pour des fibromes que dans celles qui sont dirigées contre les ovaralgies hystériques (2).

Nous sommes maintenant convaincu que la morta-

(1) L. Championnière. Comm. faite à la Soc. obst. le 8 mars 1888.

(2) L. Championnière. Leçon clin. faite à l'hôpital St-Louis, juin 1888.

lité est moindre après la castration qu'après l'hystérectomie.

Cherchons maintenant quelle est la valeur de la castration au point de vue des différents symptômes pro-
duits par les fibro-myômes.

Hémorrhagies. — Il suffit de parcourir les observations
de castration pour s'assurer que presque toutes les fois
les pertes sanguines ont très sensiblement diminué ;
très souvent elles ont disparu complètement. D'habitude, elles continuent à se montrer pendant quelques
jours, quelques semaines après l'opération, mais d'une
manière insignifiante. Il arrive que les femmes sont
encore réglées deux ou trois fois après avoir été débar-
rassées de leurs ovaires ; puis la ménopause s'établit,
définitive. On peut donc affirmer que, d'une manière
générale, la castration arrête les hémorrhagies. A cette
règle il y a des exceptions. Les pertes après s'être arrê-
tées pendant quelques mois reparaissent et deviennent
même plus abondantes qu'autrefois. Bien souvent c'est
que l'ablation des annexes n'a pas été complète.
D'autres fois il existe des dispositions spéciales qui nécessitent une nouvelle intervention ; nous y revien-
drons.

Douleurs. — Les phénomènes douloureux dus à
l'ovaire disparaissent après son extirpation. Il est inu-
tile d'insister sur ce point qu'on peut vérifier dans
toutes les observations.

Volume de la tumeur. Il est très remarquable que

l'ablation des annexes fait le plus souvent diminuer le fibrome, parfois de moitié ; quelquefois elle le fait disparaître presque entièrement. Ici encore, l'exception est que la tumeur conserve les mêmes dimensions après qu'avant la castration, et l'extrême rareté est qu'elle augmente. Nous n'en avons noté que quelques cas.

Ainsi l'ablation des annexes supprime les métrorrhagies, les douleurs, et fait diminuer la tumeur, dans des cas assez fréquents et assez nombreux pour qu'on puisse établir ces résultats comme de règle.

Cette opération a-t-elle des suites éloignées ? A part la ménopause obtenue artificiellement, il existe quelques faits intéressants que nous avons entendu énoncer par M. Championnière dans une leçon clinique faite à l'hôpital Saint-Louis (3 juillet 1888).

On observe pendant plusieurs mois après l'opération des congestions du côté de la face, de l'anus, des hémorrhoïdes, des douleurs dans les reins sans écoulement sanguin par les voies génitales. Ces accidents sont parfois périodiques ; on les traite avantageusement par des saignées, des sangsues, etc.

Bien souvent les femmes engraissent après la castration, c'est la règle habituelle ; mais parfois il est curieux d'observer un amaigrissement notable.

Les opérées sont souvent modifiées au point de vue cérébral : elles accusent une sensation de vide dans la tête, toute particulière, elles se sentent moins alertes, moins actives au travail.

On a accusé la castration de déterminer l'apparition de la folie. Mais cette opération n'a pas plus d'action dans ce sens que n'importe quel autre traumatisme, accidentel ou chirurgical ; elle amène l'éclosion de la folie chez les prédestinées, chez les héréditaires, voilà tout.

Bref, la castration est une opération moins grave que l'hystérectomie ; elle amène la disparition de certains accidents graves ou pénibles, et elle est sans conséquences sérieuses au point de vue de l'avenir.

Discutons maintenant les indications de ces divers actes opératoires.

INDICATIONS OPÉRATOIRES.

Nous allons passer en revue les préceptes donnés par un certain nombre d'auteurs : nous examinerons successivement l'hystérectomie et la castration.

Pour *Dupont* de Lausanne (1), l'hystérectomie est indiquée :

1° Lorsque la malade est jeune et que la tumeur s'accroît d'une façon non interrompue.

2° Si la femme a plus de 40 ans et si l'accroissement est rapide à causes des adhérences que la tumeur peut contracter avec les parties voisines.

3° Si la tumeur bombe dans le petit bassin pour éviter les symptômes d'incarcération.

4° S'il y a des hémorrhagies graves.

5° S'il y a de l'ascite, des douleurs, des incommodités de toutes sortes.

Thomas Savage (2). Si on a affaire à une femme de 40 à 45 ans avec myôme augmentant graduellement de volume, s'accompagnant de symptômes de compression des organes voisins, on peut proposer l'hystérectomie.

Matthew Mann (3) pense avec Keith que l'hystérectomie est indiquée lorsqu'il s'agit de traiter :

(1) Revue méd. de la Suisse romande, 15 nov. 1885.
(2) British med. j., 13 mars 1886.
(3) M. Mann. Am. j. of obst., mai 1887.

1° Les tumeurs volumineuses, à croissance rapide, chez les jeunes femmes.

2° La plupart des fibromes mous, œdémateux, qui atteignent un volume souvent énorme.

3° Toutes les tumeurs fibro-kystiques et suppurées.

4° Les fibromes volumineux déterminant des hémorrhagies graves, pourvu que les malades n'approchent pas de la cinquantaine et que leur existence soit devenue impossible.

5° Certaines tumeurs s'accompagnant d'épanchement intra-péritonéal, si celui-ci montre une tendance à se reproduire après deux ou trois ponctions.

Pour Hegar et Kaltenback (1) les indications de l'hystérectomie sont :

1° L'accroissement rapide de la tumeur et la compression pénible des organes abdominaux et thoraciques

2° *Lorsqu'il existe des hémorrhagies graves qu'aucun moyen ne peut arrêter...* et enfin si la castration ne paraît devoir donner aucun résultat.

3° *Une ascite considérable* produite par le myôme sousséreux.

4° *Des modifications défavorables se produisant dans la tumeur* ou dans les points voisins (dégénérescence kystique, myxomateuse, sarcomateuse, suppuration, torsion du pédicule, péritonite).

5° *Des signes d'étranglement des organes pelviens.*

6° *Le prolapsus complet de l'utérus.* Ici les douleurs peuvent devenir insupportables. Kaltenbach et Muller

---

(1) Gynécol. opératoiré.

ont opéré avec succès en se conformant à cette indication.

Pour *Fraipont* (1), lorsqu'on ne peut pas faire la castration, lorsque les ovaires sont retenus dans le petit bassin par des adhérences inflammatoires, il faut faire l'hystérectomie.

Chiara (2) est partisan de la castration. Pour lui, la ménopause chirurgicale obtenue par la castration unie à la salpingectomie est généralement efficace contre les fibromes et les troubles inhérents à ces tumeurs. L'ovario-salpingectomie, si l'on s'en rapporte à son expérience qui s'accorde avec celle de ses prédécesseurs, est notablement moins grave dans ses conséquences que l'hystérectomie complète ou incomplète, de quelque façon qu'on la modifie ; elle est moins grave que l'ovariotomie même, dès que celle-ci offre quelques complications. Chiara croit que le maximum de la mortalité sera de 10 0/0. Enfin, on peut d'après lui espérer un bon résultat, même quand la tumeur dépasse la ligne ombilicale.

Bigelow (3) compare l'hystérectomie et l'oophorectomie. Pour lui, l'objection principale à cette dernière opération est la persistance des hémorrhagies qui ne s'arrêtent pas, souvent même après l'ablation complète des ovaires. L'opération, de plus, est sérieuse, d'une exécution difficile ; jusqu'à présent elle n'a donné de

(1) Ann. de la Soc. med. chir. Belge. Liège.
(2) Ann. de obst. gyn. et péd., nov. 1885.
(3) Amer. j. of obst., février 1886.

bons résultats qu'entre les mains de Tait, elle est grave et seulement palliative. L'hystérectomie tout en étant aussi grave que la précédente, est par contre une opération radicale.

L. Tait proteste énergiquement contre les allégations de Bigelow.

Pour Hegar et Kaltenbach (1), il ne semble pas que la castration doive être pratiquée lorsqu'il s'agit de tumeurs fibreuses très volumineuses ; on préférera faire l'extirpation de la tumeur quand l'opération paraîtra nécessaire, pourvu, bien entendu, que l'extirpation soit possible. Il ne faut cependant pas considérer la castration comme une opération qui doit toujours être rejetée. On a, en effet, obtenu avec elle quelques bons résultats, et le chirurgien se trouvera souvent devant des fibromes dont l'extirpation est impossible, et cependant la tumeur s'accroît avec une telle rapidité, les hémorrhagies sont tellement abondantes, il existe des symptômes de compression tellement violents, que la vie est mise en jeu ; dans ces cas il faut intervenir, et la castration reste la seule opération qui soit possible.

Quant aux tumeurs volumineuses et fibro-kystiques, il faut nous fier à l'avenir pour nous donner un bon mode de traitement.

Dans le cas de fibro-myômes sous-péritonéaux, présentant un pédicule suffisant, on devra préférer l'extirpation ; on pourra cependant combiner cette opération avec la castration, quand l'utérus aura subi la dégéné-

(1) Loc citat.

rescence fibreuse, et lorsque l'amputation supra-vaginale paraîtra présenter de trop grands dangers.

S'il s'agit de fibro-myômes développés dans l'épaisseur de la paroi utérine et faisant une très forte saillie dans la cavité de cet organe, la castration est moins utile, car, après cette opération, les malades ne sont pas complètement à l'abri des hémorrhagies. De plus, les connexions entre la tumeur et la paroi utérine peuvent assez fréquemment devenir plus lâches. On devrait donc recourir finalement à une deuxième opération, l'énucléation par la voie vaginale. Le plus fréquemment on doit choisir entre l'amputation supra-vaginale de l'utérus et la castration, car il s'agit de tumeurs peu volumineuses, non kystiques, développées dans l'épaisseur de la paroi utérine. On se décidera suivant la somme plus ou moins considérable de dangers qu'entraînerait l'une ou l'autre de ces opérations. Parfois on ne pourra se décider qu'après l'ouverture de la paroi abdominale, parfois même plus tard encore. Toutefois, dans la généralité des cas, on possède avant le début de l'opération des éléments de diagnostic suffisants pour qu'il soit possible d'adopter une opération en connaissance de cause.

Si le col de l'utérus est long, mobile, si les ligaments utérins sont dépressibles, si la tumeur n'a contracté aucune adhérence avec les organes voisins, s'il est facile d'attirer cette dernière hors de la cavité abdominale, on fera l'extirpation de tout l'organe, surtout si on peut fixer le pédicule dans la plaie abdominale ou le rentrer sans qu'il en résulte d'inconvénient. Mais si le col utérin est court, peu mobile, qu'il soit difficile d'attirer la tumeur hors de la cavité abdominale, qu'il existe des adhérences étendues, que par son mode de développement, la tumeur soit devenue en partie ou complètement intra-ligamentaire, que les ligaments utérins enfin soient durs et inextensibles, s'il paraît difficile de transformer le col de l'utérus en pédicule, c'est à la castration qu'il faudra recourir.

Emmet (1) admet difficilement que la castration puisse influencer sensiblement la nutrition des fibromes. Il croit que la circulation collatérale se rétablit après l'opération, et ramène bientôt à l'utérus autant de sang qu'auparavant.

Pour L. Tait (2) l'enlèvement des annexes de l'utérus est une opération dont la mortalité est minime, elle est extrêmement efficace, elle doit par conséquent remplacer l'opération de l'énucléation et il faut l'employer pour réduire au chiffre le plus bas possible le nombre des cas d'hystérectomie.

Goldenberg (3) préconise la castration, surtout pour les fibro-myômes caverneux où la tumeur n'est pas localisée et où la matrice tout entière se trouve affectée. Une congestion mensuelle excessive semble indiquer d'elle-même la voie à suivre. Le volume et l'âge de la tumeur ainsi que l'état général de ces malades ne doivent pas arrêter l'opérateur.

(1) Mal. des femmes.
(2) Mal. des ovaires. Trad. Ollivier.
(3) Centralb. f. gyn. 1886.

Pour *Salmanoff* (1), la castration est aussi utile pour les fibromes multiples diffus que pour les grands myômes caverneux solitaires.

Voici les conclusions du mémoire de M. le professeur Duplay (2) :

1° L'ablation des deux ovaires est appelée à rendre les plus grands services dans les cas de métrorrhagies incoercibles symptomatiques de corps fibreux de l'utérus.

2° Quoiqu'elle ne présente une grande gravité (14,6 p. 100 mortalité), on ne doit y recourir qu'après avoir épuisé toutes les ressources de la thérapeutique.

3° Elle est surtout indiquée dans les cas de fibro-myômes moyens et petits, dans lesquels l'hystérectomie serait parfois impossible et toujours extrêmement grave sinon fatalement mortelle.

4° Dans ces conditions, la castration est suivie presque constamment de la cessation complète et définitive des hémorrhagies et très fréquemment de la diminution de volume de la tumeur.

5° La castration est contre-indiquée dans les très gros fibro-myômes et dans les cysto-fibromes pour lesquels l'hystérectomie est seule convenable.

6° La castration doit toujours être double, et il est utile d'enlever en même temps que l'ovaire le pavillon de la trompe de Fallope.

(1) Soc. med. de St-Pétersbourg 1887.
(2) Arch. gén. de méd., juillet 85.

M. Championnière (1) a bien voulu nous donner son opinion sur la question :

Il est très partisan de l'oophorectomie. Il pense qu'il faut la pratiquer toutes les fois que cela est possible. C'est au chirurgien à décider après ouverture du ventre. Il croit qu'il faut pratiquer l'oophorectomie pour tous les fibromes, même les gros, quitte à faire plus tard l'hystérectomie si la tumeur n'a pas diminué de volume ou si elle détermine des accidents; l'hystérectomie serait alors plus facile.

Dans ses opérations, il n'a enlevé quelquefois qu'un seul ovaire, parce que l'autre était impossible à enlever. Il attache peu d'importance à l'ablation de la trompe et ne l'a faite que dans certains cas (*adhérenc* , etc.). Lorsqu'il enlève un fibrome sous-séreux pédiculé, il fait la castration en même temps.

A la Société de chirurgie une discussion intéressante vient de s'engager sur le traitement des fibromes utérins, et nous rencontrons là les opinions de la plupart de nos maîtres.

M. Segond présentant son travail des *Annales de gynécologie* (juin), conclut que la « castration est une opération de grande valeur; qu'elle convient surtout aux fibromes de dimension moyenne ou petite, non point en raison des dangers qui résultent de leur volume, mais à cause des troubles fonctionnels ou douloureux qu'ils engendrent et particulièrement des hémorrhagies graves qu'ils provoquent. Une castration ovarienne ne

____

(1) Comm. orale, 4 juillet 1888.

doit être tout d'abord qu'une laparotomie exploratrice. Puis, suivant l'état des lieux, il faut opter soit pour la castration, soit pour une intervention plus radicale, en prenant pour guide de ses déterminations la gravité comparée des opérations dont on peut disposer. Il faut alors accorder une valeur significative à la gravité particulière des castrations trop laborieuses. En présence d'un cas donné de fibrome utérin exigeant une intervention transpéritonéale, toute castration projetée ne sera donc faite que lorsque son exécution paraîtra simple. Par contre, en présence de difficultés opératoires réelles, le chirurgien ne s'attardera pas à des recherches inutiles ou dangereuses, et difficulté pour difficulté, il donnera la préférence à l'ablation directe des fibromes. »

M. Terrier partage l'avis de M. Segond.

M. Bouilly a fait huit fois la castration pour tumeur fibreuse. Les résultats ont été excellents, les tumeurs ont, pour ainsi dire, diminué à vue d'œil.

M. *Terrillon*. — Parmi les indications de la castration, il en est une dont il n'a pas été question : c'est l'étendue de la cavité utérine.

L'expérience lui a montré que la castration donne les meilleurs résultats, lorsque la cavité utérine mesure de 11 à 14 centimètres. Lorsque cette cavité mesure 18, 20 et 23 centimètres, il y a bien peu de chances d'obtenir un résultat favorable. Il est vrai qu'une cavité aussi étendue indique un très gros fibrome et que celui-ci, rendant la castration très difficile, est une contre-indication de l'opération.

M. *Richelot* pense qu'il ne faut pas chercher une ligne

de conduite uniforme, systématique, mais savoir traiter les fibromes, suivant leurs allures, aussi bien par l'ablation sus-pubienne que par la castration ou les divers procédés d'extirpation vaginale.

Pour les *fibromes volumineu.e*, remplissant le ventre, il n'y a que l'hystérectomie abdominale. Pour les *fibromes de moyen volume*, jusqu'à l'ombilic, la question est délicate. Il faut faire une laparotomie qui sera tout d'abord exploratrice. Si la castration paraît difficile, si la tumeur paraît disposée à sortir sans grands efforts, si la malade est vigoureuse, faire l'hystérectomie. Mais dans d'autres conditions, et surtout si les ovaires sont accessibles, on sera tenté naturellement de faire la castration.

M. Tillaux n'approuve pas la castration; il préfère de beaucoup l'hystérectomie qui, en 1887, lui a donné cinq succès sur six opérations.

M. Polaillon est aussi partisan de l'hystérectomie qu'il regarde comme moins dangereuse que la castration.

Nous sommes maintenant muni de l'avis des hommes les plus compétents dans la matière qui nous intéresse. Aussi allons-nous essayer de peser les indications des actes chirurgicaux que nous avons énumérés jusqu'ici.

Les gros fibromes nécessitent l'intervention par la laparotomie dans trois cas principaux :

1º Les hémorrhagies graves.

2º Les phénomènes de compression à marche aiguë et les phénomènes de compression à marche chronique.

3º Les accidents d'ordre infectieux : péritonite, suppuration, gangrène, hémorrhagie. Nous savons que la castration les arrête, au moins dans la majorité des cas. Nous savons que cette castration est beaucoup moins périlleuse que l'hystérectomie abdominale. Aussi croyons-nous pouvoir recommander l'ablation des annexes en pareil cas. Ainsi donc, le chirurgien forcé d'intervenir pour un gros fibrome hémorrhagipare, devra penser à l'ablation des annexes en faisant la laparotomie.

Mais des difficultés peuvent se présenter. Une fois le ventre ouvert, si on trouve facilement les ovaires et les trompes, rien de mieux à faire que de les extirper. Malheureusement, le chirurgien trouvera souvent des conditions anatomiques qui rendront imparfaite ou impossible l'ablation des annexes. S'il y a des adhérences, il faudra prudemment, nous insistons sur ce mot, essayer de les rompre afin d'aller chercher les ovaires et les trompes. Si ces organes sont accessibles d'un seul côté, il faudra se contenter de la castration unilatérale et de quelques ruptures d'adhérences qu'on aura pu faire de l'autre côté. On devra compter sur les transformations scléreuses subies par les organes entourés de néomembranes, les ovaires étant souvent de ce fait annulés au point de vue fonctionnel. Il sera bon, toutefois, de jeter du côté où on va laisser en place les annexes inaccessibles, une série de ligatures perdues destinées à modifier profondément la circulation locale.

On voit que nous omettons de recommander l'hystérectomie, c'est que nous la considérons comme plus dangereuse que les opérations de Hegar-Tait ; même dans les cas où les zones inférieures de l'utérus sont assez mobiles, assez libres d'adhérences pour permettre une pédiculisation relativement facile.

Mais, dira-t-on, si les annexes sont introuvables des deux côtés, soit par suite d'adhérences multiples, soit parce que, en raison du volume énorme de la tumeur, les ovaires sont étalés, introuvables, l'hystérectomie n'est-elle pas indiquée de toute nécessité ? A notre humble avis, si l'indication opératoire est l'hémorrhagie, il vaut mieux rejeter l'hystérectomie, toujours très grave surtout si le fibrome est volumineux, et se contenter soit d'une castration incomplète, soit surtout d'une série de ligatures atrophiantes.

Dans certains cas, heureusement rares, la castration n'arrête pas les hémorrhagies ; en pareille circonstance l'hystérectomie reprend son droit : elle sera faite secondairement à l'ablation des annexes, c'est ce que nous montre l'observation suivante.

OBSERVATION CXXVII (Lawson Tait).
Brit. med. j., oct. 1885.

Hystérectomie pour des hémorrhagies que n'avaient pas arrêté l'ablation des trompes et des ovaires.

Femme de 40 ans, entrée à l'hôpital pour un volumineux myôme qui donnait lieu à des hémorrhagies incessantes. Castration le 4 janvier 1882. L'ovaire et la trompe gauches sont facilement enlevés, mais malgré la largeur de l'incision, l'ovaire droit ne peut être découvert. La malade guérit, mais continue à souffrir de ses pertes. En mars 1884 la tumeur s'est notablement accrue. Nouvelle laparotomie le 25 mars, mais les adhérences sont telles et l'hémorrhagie si considérable que Tait renonce à extirper la tumeur ; la plaie abdominale est suturée et la malade renvoyée chez elle au bout de trois semaines, destinée en apparence à une mort prochaine.

En août suivant la malade vivait encore, mais la tumeur avait grossi au point de remplir la cavité abdominale et de gêner la respiration. Sur les instances de la femme, Tait tenta une opération, et le 5 septembre réussit à enlever une tumeur pesant 40 livres. C'était un myôme œdémateux fixé sur la paroi abdominale antérieure de l'utérus. Pédicule large, aisément fixé sur le clamp. Guérison rapide et régulière.

L'examen de la tumeur fit voir que *les annexes du côté droit étaient absents par suite d'une malformation congénitale*, mais que la trompe de Fallope avait été insuffisamment enlevée dans la première opération. C'est à cette particularité que Tait rattache la continuation du développement du myôme. C'est le seul cas dans lequel il ait vu la tumeur ne pas s'atrophier après l'ablation des ovaires.

Ainsi, dans les cas d'hémorrhagies, faire la castration bilatérale ; si l'opération ne peut pas être complète, placer une série de ligatures atrophiantes, et réserver l'hystérectomie pour les cas où ces opérations préliminaires n'auraient pas arrêté les pertes de sang.

2° *Phénomènes de compressio n.* S'ils revêtent des allures rapides menaçant immédiatement l'existence, il n'y a pas d'hésitation possible, il faut enlever l'obstacle mécanique, le plus radicalement que l'on pourra, il faut, en un mot, faire l'hystérectomie. Tel est le cas d'occlusion intestinale par fibro-myôme que nous rapportons ici.

Observation CXXVIII (Inédite. Richelot).

Femme de 40 ans, entrée à l'hôpital Saint-Antoine en mai 1886, salle Nélaton, service de M. Hutinel.

Tumeur ayant grossi depuis quatre mois, pseudo-fluctuante, remontant jusqu'à l'ombilic. Légère ascite.

Constipation depuis quatre jours. Vomissements fécaloïdes. Diagnostic : occlusion intestinale par compression due à un fibrome utérin.

Hystérectomie le 12 mai 1886. Fibrome avec géode. Anse intestinale aplatie contre la tumeur par des néomembranes et qu'il faut sculpter pour l'isoler. Pédicule au dehors. Mort le 13 mai du choc.

Il est bien évident que dans un cas pareil l'hystérectomie est la seule chance de salut que l'on puisse offrir à la malade.

De même si le fibrome est assez volumineux pour amener des troubles graves du côté du cœur et des poumons. C'est ce que disent nos maîtres et en particulier M. Terrillon lorsqu'ils avancent que la castration ne convient pas aux très volumineux fibromes. M. Terrillon trouve une indication intéressante dans l'étendue de la cavité utérine ; de 11 à 15 centimètres d'étendue que présente cette cavité, la castration est de mise. Au delà de 20 centimètres elle ne donne rien d'avantageux :

c'est l'hystérectomie que l'on doit faire si l'on est forcé
d'opérer. Ces dimensions de la cavité utérine sont souvent proportionnelles au volume du fibrome.

Restent enfin les cas d'urémie consécutive à la compression des reins et des uretères par la tumeur fibreuse.
Ces cas sont toujours sérieux, et M. Pozzi a bien montré
leur importance. Nous rapportons ici un fait de dilatation des uretères où la castration fut faite, mais sans
succès.

Observation CXXIX (Salin et Wallis).
Castration. Hydronéphrose bilatérale par pression
d'un myôme utérin. Mort.
Hygiea Stockolm, n° 2, 1887, p. 7-10.

Admise à l'hôpital en juillet 1886, cette femme, âgée
de 40 ans, déclare s'être aperçue depuis sept ans qu'elle
a une tumeur dans l'abdomen. En 1880, on diagnostique
un myôme remontant à l'ombilic. Aujourd'hui la tumeur
remonte jusqu'aux côtes avec douleurs vives dans l'abdomen et dans le dos. Hémorrhagies pendant dix-neuf
jours. Urines normales. Le 17 juillet 1886, castration
bilatérale. La nuit suivante, diminution des urines avec
symptômes urémiques faibles. La mort survint sept jours
après l'opération. La tumeur avait comprimé les uretères
contre les bords du bassin ; ceux-ci étaient de calibre
normal au-dessous du point de compression, tandis qu'au-dessus ils atteignaient la grosseur du doigt ; les bassinets étaient également dilatés. Il est certain que la dilatation des uretères existait depuis longtemps, mais qu'à
la suite de l'opération, le bandage et la position dorsale

n'ont fait qu'augmenter la compression. Excepté un cas publié par Slowitz (*Centralb. f. gyn.*, 1886, nº 35), les auteurs n'ont pas trouvé dans la littérature un cas analogue à celui-ci.

Dans une occurence aussi délicate, le chirurgien s'il a la main forcée devra, ce nous semble, recourir plutôt à l'hystérectomie qu'à la castration. Ces deux interventions sont graves dans de tels cas, et si l'une des deux doit agir rapidement et efficacement, c'est sans nul doute l'amputation supra-vaginale.

Si la compression par le fibrome manifeste ses effets d'une manière lente, chronique, si surtout elle a pour conséquence des douleurs plus ou moins insupportables, la castration nous paraît être l'opération indiquée, ou à son défaut les ligatures atrophiantes. Rien ne presse en effet, la vie de la femme tout en étant fort pénible n'est pas immédiatement en danger. Et la castration ou les troubles apportés par l'acte chirurgical dans la circulation du petit bassin et de l'utérus sont de nature à amener l'atrophie lente, incomplète, mais réelle de la tumeur ; les douleurs diminueront donc ou disparaîtront au bout de huit, quinze jours, au bout d'un mois, et il semble indiqué d'essayer une opération relativement bénigne avant de recourir à la dangereuse hystérectomie.

3º *Accidents septiques.* Enfin si les fibromes occasionnent des phénomènes inflammatoires du côté du péritoine, phénomènes graves et immédiatement dangereux, s'ils deviennent eux-mêmes des foyers de suppu-

ration, de gangrène, il est bien certain qu'il n'y a qu'à
en faire l'ablation. La castration ne donnerait sûrement
rien de bon.

Observation CXXX.

Laparo-hystérectomie.

E. Muller. *Gaz. méd. de Strasbourg,* 1er sept. 1886.

54 ans, souffre depuis neuf ans d'un gros ventre dur à
droite, souple à gauche. Augmentation, fièvre et amaigrissement depuis la dernière menstruation (22 avril 1886).
Tumeur de 33 centimètres, un peu d'ascite.

Laparotomie le 24 mai avec Kaltenkales. Pédicule de
12 centimètres de circonférence. Le pédicule formé par
le fond de l'utérus non délimité, est lié par un tube de
caoutchouc de 5 à 6 millimètres. Abandon du pédicule
avec le tube dans la cavité abdominale, suture de la paroi
sans drainage. Poids de la tumeur, 3,550 grammes. Durée,
deux heures. Guérison.

Le tube en caoutchouc est, donc, bien toléré par le péritoine et n'entraîne pas la gangrène du moignon aseptique
(Olshausen). Il ne convient qu'aux pédicules volumineux.
La soie ne suit pas la rétraction des tissus. Le tube élastique perdu est sûrement hémostatique.

Indication de l'opération : accidents péritonitiques
occasionnés par la tumeur.

En somme, l'hystérectomie doit être considérée comme
une opération de nécessité, la castration avec ou sans
ligatures atrophiantes comme un procédé de choix.

Nous terminerons en disant que sans vouloir aborder

l'étude de la conduite à tenir dans les cas de fibro-myomes utérins compliqués de kyste de l'ovaire unilatéral, nous tenons à relater l'opinion des auteurs à ce point de vue.

Krassoffsky (1) raconte que dans une ovariotomie il s'était abstenu d'enlever des fibromes utérins qui depuis n'avaient pas grandi. Si, dit cet écrivain, en pratiquant l'ovariotomie simple, on trouve des fibromes, faut-il réséquer l'utérus ou enlever l'autre ovaire ? En cas de fortes adhérences entre le kyste et l'utérus, n'est-il pas préférable de se contenter d'une ovariotomie incomplète plutôt que de réséquer l'utérus ?

A la même époque, M. Terrier *Revue de chirurgie,* 1887) pose la règle suivante à laquelle nous nous rattachons pleinement : Si des fibromes coexistent avec des kystes, enlever les tumeurs avec l'ovaire correspondant, voire même l'autre ovaire, serait-il sain. En un mot, faire l'opération de Battey, que les deux ovaires ou qu'un seul d'entre eux soit devenu kystique.

(1) J. d'obst. et de gyn. de St-Pétersbourg, sept. 1887.

CONCLUSIONS.

Les volumineux fibromes de l'utérus obligent souvent le chirurgien à pratiquer une opération par la voie abdominale.

La laparotomie sera suivie selon les cas, soit de la myomectomie simple ou accompagnée de l'ablation des annexes, soit de la salpingo-oophorectomie bilatérale ou unilatérale, soit enfin de l'hystérectomie.

Ou on aura le choix entre ces divers procédés, ou on sera forcé d'appliquer l'un d'entre eux à l'exclusion des autres. Quelquefois l'état des parties sera tel qu'ils seront tous inapplicables. Le chirurgien devra alors refermer le ventre purement et simplement, ou bien après avoir rompu quelques adhérences, mais d'une manière prudente, ou bien après avoir placé un nombre plus ou moins grand de ligatures atrophiantes.

Il est souvent difficile, parfois impossible, de savoir avant l'ouverture de l'abdomen si on pourra mener à bien telle ou telle opération, si même on pourra faire autre chose qu'une simple laparotomie.

Une fois le ventre ouvert et le diagnostic exact, complété *de visu*, la conduite de l'opérateur va varier suivant les circonstances.

Le fibrome est-il unique, attaché par un pédicule mince à un utérus peu augmenté de volume par lui-même, la myomectomie simple doit être pratiquée.

S'il y a des métrorrhagies, des douleurs, si l'utérus est gros, s'il porte à sa surface extérieure un petit nombre de fibromes volumineux, pédiculés, ou énucléables sans ouverture de la cavité utérine, on devra enlever les tumeurs facilement accessibles, et traiter leur pédicule de façon qu'il puisse être rentré dans l'abdomen ; mais en même temps on fera la castration pour amener la disparition des pertes et l'atrophie des tumeurs interstitielles concomitantes.

Si l'ablation des fibro-myômes sous-péritonéaux s'annonce comme laborieuse, paraît nécessiter l'ouverture de la cavité utérine, si en un mot l'hystérectomie semble devoir être la conséquence forcée d'une action directe sur les fibromes, il vaut mieux renoncer à cette intervention radicale et préférer la castration toutes les fois qu'on aura le choix.

Lorsqu'un des ovaires est inaccessible, enfoui au milieu d'adhérences plus ou moins solides, essayer de les rompre par des tentatives prudentes et de courte durée. Si on ne réussit pas à dégager l'ovaire, se contenter de la castration unilatérale. De même pour les trompes qui subissent les mêmes destinées que les ovaires.

Si les deux ovaires sont inaccessibles, refermer le ventre après avoir jeté des ligatures atrophiantes sur les régions circum-utérines.

En somme, rejeter l'hystérectomie sauf les cas où elle est imposée par des accidents aigus graves non justiciables de la castration. Ces accidents sont des phénomènes d'infection ou de compression à marche rapide ; ce sont par exemple les cas de gangrène ou de suppuration de

la tumeur, de péritonite, etc., d'étranglement intesti-
nal, etc.

En thèse générale, les hémorrhagies et les douleurs
seront justiciables de l'ablation des annexes. Si malgré
la castration les accidents de cet ordre se reprodui-
sent et s'aggravent, l'hystérectomie reprend ses droits.

Dans le cours d'une ovariotomie, si l'on rencontre
des fibromes utérins, enlever les annexes de l'autre côté,
même s'ils sont sains. Si les fibromes sont pédiculés,
faciles à extirper, les traiter comme il a été dit plus
haut.

Donc, en résumé, n'agir directement sur les tumeurs
fibreuses que si leur extirpation est évidemment simple
et sans danger. Dans la majorité des cas, faire la castration et réserver l'hystérectomie pour des circonstances exceptionnelles où elle constitue l'unique moyen
de sauvegarder une existence immédiatement menacée.

Tels sont les résultats que nous donnent les statistiques
actuelles. Empressons-nous de dire que nous ne les
croyons pas définitifs. Des progrès sont et seront réali-
sés qui diminueront peut-être la gravité de l'hystérectomie et qui permettront de la préconiser davantage. Mais
aujourd'hui tout plaide en faveur de la castration.

INDEX BIBLIOGRAPHIQUE.

ATHERTON. — Laparotomies pour fibromes. Soc. méd. du comté de Kinge.

ALLEN. — L'hystérectomie. Med. Record, 1886.

BIGELOW. — Hystérectomie et oophorectomie dans les fibromes. Americ. j. of obst., février, 1886.

BŒCKEL. — Laparotomie pour myome. Gaz. méd. de Strasbourg, nov. 1885.

CHAMPIONNIÈRE. — Accidents réflexes post. opératoires consécutifs aux op. utéro ov. Soc. obst., 8 mars 1888.
— Leçon clinique. Hôp. St-Louis, 26 juin 1888.

CALDERINI. — L'hystérectomie. Gazetta med. di Torino, nº 9, 1887.

CHIARA. — Ménopause artificielle et chirurgicale pour fibromes Ann. de obst gyn. et med. nov. déc. 1885.

COURTIN ET CHALEIX. — De l'hystérectomie. J. de méd. de Bruxelles, sept. et oct. 1886.

CUZZI. — Statistique de 9 laparotomies. Gazetta degli ospitali 1888, nº 1, 2, 3,

DALLAS. — Laparo-hystérectomie. Soc. de méd. de Constantinople, 7 oct. 1886.

DUPLAY. — Castration. Arch. gén. méd. 1885.
— Pathologie externe.

DUPONT. — Laparo-myomotomie. Rev. méd. de la Suisse romande, 15 nov. 1885.

DIRNER. — Hystérectomie. Traité du pédicule. Centralb. f. gyn. 1887.

FRAIPONT. — Annales de la Soc. méd. chir. de Liège. 1 cas d'oophorectomie.

— Hystérectomie, 2 cas. Soc. méd. chir. de Liège, août et nov. 1886.

GOLDENBERG. — Myome caverneux. Castration. Centralblatt f. gyn. 1886.

GOODELL. — Oophorectomie. Soc. obst. de Philadelphie, 5 nov. 1885.

GUSSEROW. — 19 myomotomies. Deutsch. med. Zeits. 1886.

HALLIDAY-CROOM. — Hystérectomie pour fibrome. Edinb. med. J. sept. 1887.

— Castration pour fibrome. Soc. obst. Edinbourg med. J. 1886.

HERGOTT père. — Revue sur la castration. Revue med. de l'Est 1887.

HOFMEIER. — Myomotomie. Stuttgard Ferd. Enke, 1886.

ISNARDI. — 1 hystérectomie. Gazetta delle cliniche, nov. 1886.

INVERARDI. — Hystérectomie. Gaz. delle cliniche, n° 21, 22 23, 1886.

JONES. — Ablation des annexes. 1 cas. Med. Record, 21 août 1886.

JACKSON VINCENT. — 1 hystérectomie. Brit. med. J. 9 juillet 1887.

KRASSOFSKY. — Hystérectomies sus-vaginales. J. obst. et gyn. de Saint-Pétersbourg, sept. 1887.

LANGE. — Traitement des fibr. par l'hystérectomie. Annals of Surgery, oct. 1886.

LEBEDJEFF. — Castration pour fibrô-myome.

— Hystéro-myotomie. Soc. méd. de Saint-Pétersbourg (Wracg. n° 18, 1886).

LENGER. — Castration pour f. myome. Soc. med. chir. de Liège. mars 1886.

LEE. — Opérations d'Hegar. American journ. of obst., 1886.

LEOPOLD. — Myomotomies. Centralblatt f. gyn. 1886.

MATTHEW-MANN. — Laparo-hystérectomies. Amer. J. of obst. Mai 1887.

Montgommery. — Extirpation sus-vaginale de l'ut. et des 2 ovaires. Med. News, 7 nov. 1885.

Monod. — Castration pour fibrome. Soc. de chirurgie, 1886.

P. Muller. — Laparo-hystérectomie. Gaz. méd. de Strasbourg, sept. 1886.

Parkes. — 1 hystérectomie. Amer. j. of obst.. août 1887.

Price. — Oophorectomie. New-York, med. J. sept. 1886.

Mme Prokoffjewa. — 1 hystérectomie. Soc. des médecins russes. 7 mai 1887.

Robson. — British med. 14 nov. 1885. Avulsion des ovaires et des annexes.

— 8 cas d'ablation des annexes. Brit. med., 12 et 19 juin 1886.

Savage. — Traitement chirurg. des fibro-myomes. Brit. med. mars 1886.

Secheyron. — Hystérectomie vaginale. Th. doct. Paris 1888.

Segond. — Castration, Ann. gyn. Juin 1888.

Salmanoff. — 1 castration. Soc. med. de St-Pétersbourg 1887.

Salin et Wallis. — Castration. Hygeia Stockolm 1887.

Stansburg-Sutton. — Hystérectomie supra-vaginale. Amer. J. of obst. 1886.

Stherton. — 1 hystérectomie. Amer. J. of obst. 1886.

Solowjeff. — Myomotomie. Journ. d'obst. et gyn. St-Pétersbourg, juillet 1887.

Senger. — 1 castration. Ann. de la Soc. méd. chir. de Liège, mai 1887.

Tauffer. — 17 Castrations. Deutsch. med. Zeits, 1886.

Tait (L.). — Hystérectomie. Brit. med., oct. 1885.

— Oophorectomie. Réponse à Bigelow. Amer. j. obst. 1886.

— Discussion épistolaire avec Schrœder.

Tait et Battey. — Med. News, 1886.

Treub (Hector) de Leyde. — Myomotomie. Nederlandsch. tydsch. u. Genesk. 1885.

TERRILLON. — Hystérectomie. Académie de méd. 29 juin 1886 et Rev. de chir. 10 août 1886.

— Histérectomie et castration pour fibromes. Annales de gyn., mai 1888.

— 9 cas de castration. Soc. obst. et gyn. de Paris, 9 février 1888.

TERRIER. — Hystérectomies aux ovariotomies. Revue de chirurgie. 10 sept. 1887.

— Statistique de 6 hyst. abd. 1886.

TISSIER. — Castration. Thèse doct. Paris 1885.

VOGELIUS. — Hystérectomie. Cent. f. Gynækologie, 16 janv. 86.

VALERANI. — 2 hystérectomies. Gaz. delle cliniche, nov. 1886.

VAUTRIN. — Traitement chirurgical des fibromes utérins. Thèse agrég. 1886.

WILSON. — 1 opération de Tait. Amer. j. of. obst., mars 1887.

Paris. — Typ. A. PARENT, A. DAVY, succ., imp. de la Faculté de médecine.
52, rue Madame et rue Corneille, 3

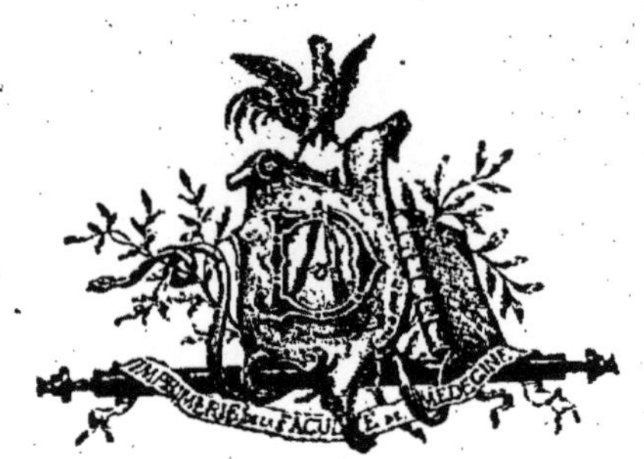

IMPRIMERIE DE LA FACULTÉ DE MÉDECINE

www.ingramcontent.com/pod-product-compliance
Ingram Content Group UK Ltd.
Pitfield, Milton Keynes, MK11 3LW, UK
UKHW020842120726
13693UKWH00002B/779